Aufmerksamkeit und Sprache

T0199888

cognitio 15

Kognitions- und neurowissenschaftliche Beiträge
zur natürlichen Sprachverarbeitung

Herausgegeben von Michael Schecker,
Günter Kochendörfer,
Georges Lüdi,
Martin Riegel

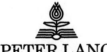

PETER LANG
Frankfurt am Main · Berlin · Bern · Bruxelles · New York · Oxford · Wien

Anna Jaremkiewicz

Aufmerksamkeit und Sprache

Kindliche
Entwicklungsstörungen
und ihr wechselseitiger Bedingungszusammenhang

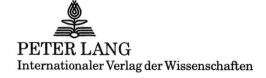

PETER LANG
Internationaler Verlag der Wissenschaften

Bibliografische Information der Deutschen Nationalbibliothek
Die Deutsche Nationalbibliothek verzeichnet diese Publikation in
der Deutschen Nationalbibliografie; detaillierte bibliografische
Daten sind im Internet über <http://www.d-nb.de> abrufbar.

Zugl.: Freiburg (Breisgau), Univ., Diss., 2005

Gedruckt auf alterungsbeständigem,
säurefreiem Papier.

D 25
ISSN 1434-6710
ISBN 978-3-631-56700-5

© Peter Lang GmbH
Internationaler Verlag der Wissenschaften
Frankfurt am Main 2007
Alle Rechte vorbehalten.

Das Werk einschließlich aller seiner Teile ist urheberrechtlich
geschützt. Jede Verwertung außerhalb der engen Grenzen des
Urheberrechtsgesetzes ist ohne Zustimmung des Verlages
unzulässig und strafbar. Das gilt insbesondere für
Vervielfältigungen, Übersetzungen, Mikroverfilmungen und die
Einspeicherung und Verarbeitung in elektronischen Systemen.

Printed in Germany 1 2 3 4 5   7

www.peterlang.de

Inhalt

Vorwort   9

1 Zusammenfassung   11

2 Spezifische Sprachentwicklungsstörung (SES)   15

    2.1 Definition, Begriffsvielfalt, Prävalenz und Verlauf   15

    2.2 Typische Defizite der Sprachverarbeitung   19

    2.3 Pathogenese von SES   24

    2.4 Zentral-auditive Verarbeitung – neuropsychologische
       Vorstellungen zur Pathogenese von SES   28

       2.4.1 Defizite des auditiven Arbeitsgedächtnisses   28

       2.4.2 Zeitliches Verarbeitungsdefizit - Tallals
          Hypothese   31

       2.4.3 Exkurs: Ereigniskorrelierte Potentiale – Mismatch
          und Processing Negativity (MMN und PN)   37

       2.4.4 Elektrophysiologische Ergebnisse   43

       2.4.5 Zusammenfassung   48

    2.5 Nachfolgeprobleme   51

    2.6 Zusammenfassung   54

3 Aufmerksamkeitsdefizit-/Hyperaktivitätsstörung (ADHS)   57

    3.1 Definition, Prävalenz und Verlauf   57

3.2 Sprachverarbeitungsdefizite bei ADHS   61

3.3 Pathogenese   67

3.4 Neuropsychologische Aspekte der ADHS   69

   3.4.1 Exekutive Funktionen   69

   3.4.2 Zentral-auditive Verarbeitung bei ADHS   73

      3.4.2.1 Behaviorale Studienergebnisse   74

      3.4.2.2 Elektrophysiologische Daten   79

   3.5 Zusammenfassung   83

4 Studie   85

   4.1 Fragestellung und Hypothesen   85

   4.2 Methode   86

      4.2.1 Stichprobe   86

      4.2.2 Untersuchungsablauf   88

      4.2.3 Untersuchungsinstrumentarium   90

         4.2.3.1 Elternfragebögen und andere diagnostische
              Verfahren   90

         4.2.3.2 Sprachliche Tests   93

         4.2.3.3 Aufmerksamkeitstests   94

         4.2.3.4 Tests zur Untersuchung der zentral-auditiven
              Verarbeitung   96

      4.2.4 Statistische Auswertung   97

5 Ergebnisse   99

   5.1 Beschreibung der Stichprobe   99

   5.2 Ergebnisse der CBCL   101

   5.3 Ergebnisse der sprachlichen Tests   104

   5.4 Ergebnisse der Aufmerksamkeitstests   107

   5.5 Ergebnisse der Messung zentral-auditiver Verarbeitung   110

6 Diskussion 115

  6.1 Reflexion der Stichprobe 115

  6.2 Zusammenfassung und inhaltliche Bedeutung der
Ergebnisse 120

    6.2.1 Sprachverarbeitungsdefizite bei SES 120

    6.2.2 Zusammenhänge zwischen SES und ADHS 126

    6.2.3 Zentral-auditive Verarbeitungsdefizite 135

Anhang A: Tabellen 141

Anhang B: Boxplots 143

Literaturverzeichnis 153

Vorwort

Das Buch basiert auf meiner Dissertation, die im Juni 2005 von der Philologischen Fakultät der Albert-Ludwigs-Universität Freiburg i. Br. angenommen wurde.

Diese Arbeit entstand im Rahmen der Arbeitsgruppe des Neurolinguistischen Labors der Albert-Ludwigs-Universität Freiburg und in Zusammenarbeit mit der Abteilung „Psychiatrie und Psychotherapie im Kindes- und Jugendalter" der Universitätskliniken Freiburg. Ihre vorliegende Form verdankt sie der Anregung und tatkräftigen Unterstützung vieler Personen.

An erster Stelle bin ich Prof. Dr. Michael Schecker für kontinuierliche Unterstützung und Förderung, anregende Diskussionen sowie die Bereitstellung des notwendigen wissenschaftlichen Freiraums zu großem Dank verpflichtet.

Mein großer Dank geht auch an Dr. med. Klaus Hennighausen für engagierte Begleitung meiner Arbeit, wertvolle Anregungen und viele praktische Hinweise.

Prof. Dr. med. Eberhard Schulz danke ich dafür, dass ich auf seiner Station arbeiten konnte und dass er sich als Gutachter dieser Dissertation zur Verfügung stellte.

Bei der Erhebung der Daten halfen Gabi Christmann, Marialena Fillipou, Gregor Kohls, Verena Maas und Swantje Zachau. Ihnen allen, wie auch den an dieser Studie beteiligten Kindern und Eltern, sei herzlichst gedankt.

Ein außenordentlicher Dank gebührt Dr. Christiane Weber für ihre kritischen Kommentare zu dem Manuskript, für ihr „teaching" im Rahmen der „GLAD-Study", das mir die Durchführung der empirischen Unter-

suchungen ermöglichte, sowie für ihre verständnisvolle Ermutigung. Für
die Arbeit an der Korrektur des Manuskripts möchte ich mich auch bei
Dr. med. Therese Dettenborn, Dr. Martin Faber, Dieter Faber, Thomas
Hentrich-Hesse und Grzegorz Kwiatkowski herzlich bedanken.

Gefördert wurde diese Promotion von der „Friedrich-Naumann-Stiftung,
Stiftung für liberale Politik", mit Mitteln des Bundesministeriums für
Bildung und Forschung. Diese Unterstützung hat dazu beigetragen, meiner wissenschaftlichen Entwicklung den Weg zu ebnen. Mein Dank geht
an dieser Stelle an alle Mitarbeiter der Stiftung.

Den Herausgebern danke ich für die Aufnahme dieser Arbeit in die Reihe
„cognitio".

Für ständige Förderung, Unterstützung, Ermutigung und noch viel mehr
gilt mein ganzer Dank meinen Eltern und Mariola.

Jarosław, im Oktober 2006   Anna Jaremkiewicz

1 Zusammenfassung

Die Sprache nimmt einen zentralen Platz in der menschlichen Entwicklung ein. Sie ist das wichtigste Kommunikationsmittel, dient aber nicht nur der Weitergabe von Informationen, sondern ist auch an emotionalen Interaktionen entscheidend beteiligt. Lernprozesse laufen weitgehend über das Medium der Sprache ab. Viele Fortschritte des Denkens werden erst durch die Sprache ermöglicht. Sie eröffnet ein Wissenspotential, das ohne sie überhaupt nicht zugänglich wäre. Die Sprache spielt auch beim Erwerb kultureller Formen und kulturellen Wissens eine essentielle Rolle. Durch das sprachliche Wissen werden die kognitiv-konzeptuelle Entwicklung und darüber hinaus auch die kindlichen Merk- und Problemlöseleistungen beeinflusst und erleichtert (Grimm, 1999:13).

Vor diesem Hintergrund ist es nicht verwunderlich, dass Eltern die ersten Wörter ihrer Kinder mit Spannung erwarten und Verzögerungen in der Sprachentwicklung mit Sorge betrachten. Vor allem, wenn man berücksichtig, dass „... es keinen anderen Bereich der kognitiven Entwicklung [gibt], der häufiger gestört wäre als der sprachliche" (Grimm, 1999:57). Mit anderen Worten, die komplexe Aufgabe des Spracherwerbs zu meistern, gelingt einem Teil der Kinder nicht oder nur mit großer Mühe und unzureichend, dabei können die Ursachen und Erscheinungsformen gestört verlaufender Sprachentwicklung höchst unterschiedlich sein. In der vorliegenden Arbeit wurde das Augenmerk auf sprachliche Defizite bei zwei kindlichen Entwicklungsstörungen gerichtet: der spezifischen Sprachentwicklungsstörung (SES) und der Aufmerksamkeitsdefizit-/Hyperaktivitätsstörung (ADHS).

Um die behandelte Problematik verständlich zu machen, wurden in den ersten Kapiteln (Kapitel 2 und 3) der vorliegenden Arbeit einige grundlegende Informationen über die beiden Störungsbilder SES und ADHS

gegeben. Es wurden Definitionen und Prävalenzen genannt, Verlauf und
typische Merkmale mit besonderer Berücksichtigung von Sprachverar-
beitungsdefiziten, um schließlich zur Diskussion über die Pathogenese
zu gelangen. Im Kontext der Nachfolgeprobleme der beiden Störungen
wurde auf die aus der einschlägigen Literatur immer wieder beobachtete,
bzw. empirisch gut belegte Assoziation zwischen Aufmerksamkeits- und
Sprachentwicklungsstörungen hingewiesen.

Ziel dieser Arbeit war es, Zusammenhänge zwischen Aufmerksamkeits-
und Sprachentwicklungsstörungen aufzudecken. Denn trotz der intensiven Forschung bleibt immer noch weitgehend unklar, worauf diese zurückzuführen sind. Hier sind sowohl wechselseitige funktionelle Beeinflussungen (eine Störung bedingt die andere als Folge), als auch zugrunde liegende basale Defizite, die sich auf die Ausbildung beider Störungen auswirken, denkbar.

In der Literatur der letzten Jahre und auch im Rahmen der vorliegenden
Arbeit wurde vorrangig der Einfluss zentral-auditiver Verarbeitungsdefizite auf die beiden Störungsbilder diskutiert. Ein Überblick über die Untersuchungen zur zentral-auditiven Verarbeitung bei Kindern mit SES
und Kindern mit ADHS wurde in den Kapiteln 2 und 3 dieser Arbeit
gegeben. Es wurden Studien mittels behavioralen und elektrophysio-
logischen Untersuchungsdesigns vorgestellt, der Schwerpunkt lag dabei
auf zwei Teilaspekten: Restriktionen im Bereich des auditiven Arbeitsgedächtnisses und Defizite in der zeitlichen Verarbeitung.

Die hypothetisierten Zusammenhänge wurden dann im empirischen Teil
der Arbeit mittels einer Batterie von neuropsychologischen Testverfahren
getestet (Kapitel 4). Es wurde zunächst überprüft, ob sich die aus den
klinischen Untersuchungen berichtete Assoziation von Aufmerksamkeits-
und Sprachentwicklungsstörungen auch bei „unausgelesenen", zufälligen
Stichprobegruppen replizieren lässt: sprachentwicklungsgestörte Kinder
aus Sprachheilschulen und Kinder mit ADHS aus der Kinder- und Jugendpsychiatrie der Universitätsklinik Freiburg, im Vergleich zu gesunden Kontrollkindern aus Regelschulen. Im nächsten Schritt wurden alle
Kinder auf den Bedingungs- und Ursachenzusammenhang zwischen den
beiden Störungsbildern untersucht. Wie schon angesprochen, sind hier
wechselseitige funktionelle Beeinflussungen, als auch zugrunde liegende
basale Defizite denkbar. Als kausal für SES und ADHS wurden in der
vorliegenden Studie gestörte zentral-auditive Verarbeitungsprozesse diskutiert.

Insgesamt belegen die im Rahmen dieser Arbeit erhobenen Daten, dass bei Kindern mit SES überzufällig häufig Aufmerksamkeitsprobleme und bei Kindern mit ADHS sprachliche Defizite anzutreffen sind. Es konnte auch gezeigt werden, dass den beiden Experimentalgruppen SES und ADHS eine verringerte auditive Merkspanne als Leistung des Arbeitsgedächtnisses zugrunde liegt. Es ist anzunehmen, dass eine herabgesetzte auditive Merkspanne ein allgemeines Defizit des Arbeitsgedächtnisses widerspiegelt. Die explorative Analyse der Daten und die Diskussion der Ergebnisse erfolgte in Kapitel 5 und 6 dieser Arbeit.

Zusammenfassend wird mit der vorliegenden Studie ein Beitrag zur Überprüfung von kausalen Zusammenhängen zwischen zentral-auditiven Verarbeitungsstörungen und sprachlichen und kognitiven Entwicklungsauffälligkeiten geleistet. Es werden jedoch noch weitere empirische Untersuchungen nötig sein, um diese ersten Ergebnisse zu untermauern.

Die derzeitigen Forschungsergebnisse zielen letztlich darauf ab, Kindern mit Entwicklungsstörungen effektiv helfen zu können. Wir sind nicht nur aus humanistischen Gründen verpflichtet, diesen Kindern eine faire Chance zu geben. In der Zeit der Globalisierung, in der wissenschaftliche und wirtschaftliche Höchstleistungen notwendig werden, kann unsere Gesellschaft es sich nicht leisten, dass ein beträchtlicher Anteil von Kindern aus der schulischen und beruflichen Entwicklung herausfällt. Nur durch neue, grundlegende Einsichten in den Entwicklungszusammenhang von Sprachentwicklungs- und Aufmerksamkeitsstörungen besteht die Möglichkeit therapeutisch einzugreifen.

2 Spezifische Sprachentwicklungs-störung (SES)

2.1 Definition, Begriffsvielfalt, Prävalenz und Verlauf

Definition

In der „Internationalen Klassifikation Psychischer Störungen" (ICD-10; Dilling et al., 1999) werden Sprachentwicklungsstörungen als „umschriebene Entwicklungsstörungen des Sprechens und der Sprache" (F80) benannt. Dabei werden die Entwicklungsstörungen des Sprechens und der Sprache in Artikulationsstörungen (F80.0), expressive (F80.1) und rezeptive Sprachstörungen (F80.2) unterteilt. Da das genannte Klassifikationssystem auch für die vorliegende Untersuchung zugrunde gelegt wurde und die Probanden der SES-Experimetalgruppe nach den ICD-10 Forschungskriterien ausgewählt wurden, soll im Folgenden auf die expressiven und rezeptiven Sprachstörungen ausführlicher eingegangen werden.

Nach den Forschungskriterien der ICD-10 liegt eine „expressive Sprachstörung" (F80.1) dann vor, wenn die Fertigkeiten des Kindes in der expressiven Sprache mehr als zwei Standardabweichungen unterhalb des Altersdurchschnitts einzuordnen sind und mindestens eine Standardabweichung hinter dem nonverbalen IQ zurückbleiben, das Sprachverständnis des Kindes dem Altersdurchschnitt entspricht, der Gebrauch und das Verständnis nonverbaler Kommunikation sowie die imaginative Sprache im Normbereich liegen. Außerdem sind neurologische[1], sensorische oder körperliche Beeinträchtigungen, die den Gebrauch der gesprochenen Sprache beeinflussen, auszuschließen. Zudem müssen die Kinder einen nonverbalen IQ von mindestens 70 erreichen.

Von einer „rezeptiven Sprachstörung" (F80.2) ist dann zu sprechen, wenn das Sprachverständnis des betroffenen Kindes mehr als zwei Standardabweichungen unter dem Durchschnitt seiner Altersgruppe liegt und mindestens eine Standardabweichung schlechter als der nonverbale IQ ist. Wie bei einer expressiven Sprachstörung dürfen auch hier keine neurologischen, sensorischen oder körperlichen Beeinträchtigungen vorliegen, welche die Störung direkt bedingen. Auch die kognitiven Fähigkeiten des Kindes müssen im Normbereich (IQ ≥ 70) liegen.

Eine andere Einteilung wird in dem „American Psychiatric Association's Diagnostic and Statistical Manual" (DSM-IV, Saß et al., 1996) vorgenommen. Dieses Klassifikationssystem berücksichtigt zudem Schwierigkeiten, die mit der Ausbildung und der sozialen Kommunikation zusammenhängen. Es wird hier zwischen einer „expressiven Störung", einer „gemischt rezeptiv-expressiven" Störung (beide 315.31) und einer „phonologischen Störung" (315.39) unterschieden. Der Begriff einer kombinierten rezeptiv-expressiven Sprachstörung (315.31) impliziert, dass eine isolierte rezeptive Sprachstörung praktisch nicht beobachtet wird, da die Entwicklung der expressiven Sprache auf dem Erwerb des Sprachverständnisses aufbaut (vgl. zu diesem Absatz: Esser & Wyschkon, 2000; Amorosa & Noterdaeme, 2003; Remschmidt et al., 2001).

Begriffsvielfalt

Im deutschsprachigen Raum liegt bis heute keine einheitliche Terminologie für Sprachentwicklungsstörungen vor. Dies ist nicht zuletzt auf die

---

[1] Ausgeprägte klinisch-neurologische Befunde sind bei sprachentwicklungsgestörten Kindern definitorisch auszuschließen, allerdings bleiben solche manifesten neurologischen Befunde im klinischen Alltag nicht selten unerkannt (v. Suchodoletz, 2001). So stellten Tuchmann et al. (1991) infolge einer ausführlichen kinderneurologischen Untersuchung mit 236 SES-Vorschulkindern bei 10% dieser Gruppe eindeutige neurologische Symptome fest, wie eine Hemiparese (2%), eine spastische Diplegie (3%), eine Ataxie (1%) oder eine muskuläre Hypotonie (5%). In einer anderen Studie (Trauner et al., 2000) konnte beim Vergleich von 72 sprachentwicklungsgestörten Kindern mit 82 sprachunauffälligen Kindern aufgezeigt werden, dass neurologische Abweichungen bei 70% der sprachentwicklungsgestörten Kinder und nur bei 22% Kinder der Kontrollgruppe auftraten. Es handelte sich dabei um Mitbewegungen, feinmotorische Störungen und Reflexsteigerungen (Überblick bei v. Suchodoletz, 2001).

unterschiedlichen Definitionskriterien zurückzuführen. Um nur einige der üblichen Bezeichnungen zu nennen, finden sich in der einschlägigen Literatur solche Begriffe wie Dysgrammatismus, kindlicher Dysgrammatismus, Entwicklungsdysphasie (aus dem Englischen „developmental dysphasia") und spezifische Störung der Sprachentwicklung (aus dem Englischen „specific language impairment"). In Anlehnung an sie wird von dysgrammatisch sprechenden, dysphasisch sprachgestörten und/oder spezifisch sprachentwicklungsgestörten Kindern gesprochen[2].

Dabei sind diese einzelnen Bezeichnungen nicht einfach gegeneinander austauschbar. So favorisiert beispielsweise der Begriff „Dysgrammatismus" die morpho-syntaktische Entwicklung und sieht Sprache als ein gegenüber anderen kognitiven Systemen autonomes Modul an, das entsprechend selektiv störbar bzw. gestört ist. Die Bezeichnung „Entwicklungsdysphasie" impliziert hingegen, dass die kindliche Entwicklung insgesamt betroffen ist, und bedeutet nicht zuletzt, dass die sprachlichen Defizite mit nicht sprachlichen kognitiven Defiziten korrelieren (Schecker et al., im Druck).

Prävalenz

Kindliche Sprachentwicklungsstörungen gehören zu einer Gruppe von Krankheitsbildern, die – wohl weil Kinder betroffen sind – in der Öffentlichkeit hitzige Debatten auslösen. Wiederholt wird nun schon seit einigen Jahren über eine vermeintlich epidemische Ausbreitung von Sprachentwicklungsstörungen gesprochen. In Bezug auf diese öffentliche Diskussion muss Folgendes angemerkt werden: zum einen, dass sie mit großen Ungenauigkeiten einhergeht, und zum anderen, dass sich die berichtete drastische Zunahme von Erkrankungsfällen durch die in der Fachliteratur dokumentierten Zahlen nicht bestätigen lässt. Ganz im Gegenteil: Spezifische Sprachentwicklungsstörungen scheinen einen relativ konstanten Anteil von Kindern eines Jahrganges zu betreffen (Schöler, 2004).

Hannelore Grimm (1995) spricht in diesem Zusammenhang von 6-8% an spezifisch sprachentwicklungsgestörten Kindern. Nach Esser (1991) liegt die Prävalenzrate für die SES bei etwa 10%, hingegen ist bei Esser und Wyschkon (2000) von 5% die Rede. Die Befragung von Schöler

---

[2] Im anglo-amerikanischen Sprachraum bietet sich ebenfalls kein einheitliches Bild. Man findet dort Begriffe wie „developmental aphasia", „developmental dysphasia", „delayed language", „specific development disorder", „development speech disorder syndrome", „(specific) language-disabled" und die häufigste Bezeichnung ist „specific language impairment" (Bishop, 1997: 21)

und Mitarbeitern (1996) ergibt einen Anteil von etwa 3% Kindern eines
Jahrganges, bei denen eine Sprachentwicklungsverzögerung oder Sprachentwicklungsstörung diagnostiziert wurde (vgl. dazu auch Häring et al.,
1997). Ähnliche Zahlen werden ebenfalls in der nordamerikanischen Literatur genannt. Laut Angaben der „American Psychiatric Association"
(APA, 1994) haben etwa 5% der Kinder Störungen der Sprachproduktion und 3% zusätzlich Beeinträchtigungen in der Sprachrezeption. Tomblin (1996a) untersuchte über 6000 sprachentwicklungsgestörte und sprachunauffällige fünfjährige Kinder und fand dabei einen Prozentsatz von
7,3 an SES-Kindern. Vergleichbare Zahlen beobachteten auch Leonard
(1998): 7% und Tallal et al. (2001): 8%.

In der Literatur zu Sprachentwicklungsstörungen fällt zudem auf, dass in
fast allen Untersuchungen Jungen weit überrepräsentiert sind. Die Zahlen variieren im Vergleich von Jungen zu Mädchen in einem Verhältnis
von 2:1 bis zu 4:1 (Überblick bei Olah, 1998; Trumpp & Krauß-Trumpp,
2000; Choudhury & Benasich, 2003). Nur Tomblin et al. (1997) fanden
ein ausgeglicheneres Geschlechterverhältnis von 1:1.

Verzögert oder abweichend?

Bekanntlich beginnen Kinder mit einer spezifischen Sprachentwicklungsstörung ihre sprachliche Entwicklung als so genannte „late talkers" (im
deutschen Sprachgebrauch: späte Wortlerner oder verspätete Sprachbe-
ginner). Sie verpassen den bei unbeeinträchtigten Kindern mit 18 Monaten beobachtbaren Wortschatzspurt, und ihre ersten Wörter produzieren
sie zu einem Zeitpunkt, zu dem gesunde Kinder schon mehrere hundert Wörter beherrschen und Mehrwortäußerungen gebrauchen. Diesen
deutlichen Sprachrückstand holen die Kinder nicht rapide auf und ihr
Spracherwerb erweist sich auch im weiteren Verlauf als verlangsamt und
mühselig. Mit zunehmendem Alter vergrößert sich der Leistungsabstand
zu sprachunauffälligen Kindern und es besteht die Gefahr, dass sprachentwicklungsgestörte Kinder zu den Sprachleistungen normaler Kinder
nicht mehr aufschließen können (Grimm, 2000:605).

Kontrovers wurde in diesem Zusammenhang die Frage diskutiert, ob
sprachentwicklungsgestörte Kinder nur verzögert oder auch abweichend
in ihrem Spracherwerb sind. Nach den Vertretern der Verzögerungsan-
nahme ist bei den Kindern nur der Beginn des Spracherwerbs zeitlich
verzögert und die Entwicklung verläuft langsamer, sonst entsprechen
aber die erworbenen sprachlichen Strukturen denjenigen jüngerer Kinder

(Morehead & Ingram, 1973; Leonard, 1991; Oetting & Rice, 1993; Watkins & Rice, 1994). Aus heutiger Sicht lässt sich diese Auffassung nicht mehr bestätigen (Grimm, 2003; Dannenbauer, 1989; Weinert, 1991; Schöler, 1994; Bishop, 1997). Es ist deutlich erkennbar, dass die sprachentwicklungsgestörten Kinder strukturell abweichende Sätze produzieren, die im Sprachentwicklungsverlauf sprachunauffälliger Kinder nicht vorkommen. So erweisen sich beispielsweise die Sätze sprachentwicklungsgestörter Kinder im Vergleich zu jüngeren gesunden Kindern als länger, morphologisch ausgearbeitet, mit flektiertem Verb und/oder Subjekt am Satzende: „Mama mich wieder abholt", „Mama auch Kinnergart ist", „Ich des guck an will" (Grimm, 1999: 116).

Ausgehend davon, dass die Weichen für eine intakte Sprachentwicklung schon in den ersten 12-18 Monaten, in der sog. kritischen Phase, gestellt werden, könnte man aber auch folgendes annehmen: Die Verzögerungen innerhalb einer jeweils relevanten sensiblen Periode lösen Folgedefizite aus (lernbarkeitstheoretisch betrachtet sind solche Abweichungen irreversibel), über erste Defizite und daraus resultierende Verzögerungsphänomene kommt es entsprechend zu einer Kumulation von Defiziten und zu einer dann auch qualitativ andersartigen sprachlichen Entwicklung. Falsch wäre es demnach, „verzögert oder abweichend?" zu fragen. Stattdessen müssen wir von einem verzögerten und abweichenden Entwicklungsverlauf ausgehen. Wobei nicht zuletzt auch die zunehmende Diskrepanz zwischen sprachlichen Möglichkeiten und kommunikativen Anforderungen eine Rolle spielt (Schecker & Hennighausen et al., im Druck).

2.2 Typische Defizite der Sprachverarbeitung

Sprachverständnisstörungen

Kinder mit einer spezifischen Sprachentwicklungsstörung zeigen Defizite beim altersgemäßen Verstehen der Sprache. In der Regel sind jedoch die Sprachverständnisleistungen dieser Kinder besser entwickelt als deren expressive Fähigkeiten. Sie haben Schwierigkeiten, komplexere Satzstrukturen und Formen (Vergleiche, Passiv, zeitliche Abfolge) zu erfassen, grammatische Strukturen zu verstehen (Verneinungen, Fragen, Vergleiche) und zeigen mangelndes Verständnis von subtileren Aspekten der Sprache (Stimmlage, Gestik) (Amorosa, 2000). Manchen dieser Kinder

gelingt es, im Laufe der Zeit genügend sprachstrukturelles Wissen auf-
zubauen und so weit im Prozess des Sprachverständnisses einzusetzen,
dass sie als relativ unauffällig erscheinen. Derartige Einschränkungen
des Sprachverständnisses können aber auch bis ins Jugend- und Erwachsenenalter fortbestehen, das heißt diese Kinder haben ein hohes Risiko, lang andauernde rezeptive Sprachbeeinträchtigungen zu entwickeln
(Grimm, 1999).

Lexikon

Der Wortschatz sprachentwicklungsgestörter Kinder bleibt anfangs auf
wenige Wörter oder Namen beschränkt, die oft nur den Bezugspersonen
verständlich sind. Es kommen Echolalien oder Jargonsprache vor. Auch
im weiteren Verlauf nimmt das Lexikon sprachentwicklungsgestörter Kinder nur langsam zu, wodurch auch die Verständlichkeit eines Kindes für
Außenstehende wesentlich herabgesetzt wird. Eingeschränktes Wortwis-
sen und dessen schwache Speicherung und Vernetzung im mentalen Lexikon können schließlich zu Wortfindungsproblemen führen (Dannenbauer,
2001: 49).

Aussprache

Bei manchen der Vorschulkinder mit SES stehen Ausspracheprobleme
stark im Vordergrund, so dass sie häufig weitere Dimensionen der Störung
zunächst überdecken. Nach Amorosa (2001) weisen sprachentwicklungsgestörte Kinder eine unzureichende Steuerung der Sprachatmung auf und
können die Lautstärke nicht altersgemäß kontrollieren. Die sprachentwicklungsgestörten Kinder haben auch erhebliche Schwierigkeiten mit dem
Tempo von Bewegungen und zeitlicher Koordination, die für das normale Sprechen notwendig sind, das heißt sie können nicht schnell und
präzise genug eine Bewegung ausführen und lassen Laute aus oder fügen
Laute ein. Diese Problematik nimmt bei einem Teil der Kinder, besonders unter sprachtherapeutischer Betreuung, nach Schulbeginn deutlich
ab, so dass sie meist gut zu verstehen sind (Amorosa, 2001: 104–109).

Morphosyntax und Grammatik

Vielfach wurden spezifische Sprachentwicklungsstörungen auf dysgram-
matische Phänomene reduziert. Das ist insofern verständlich, als die hier
begegnenden Defizite besonders auffällig sind. Im Folgenden erfolgt ein
Überblick über die morpho-syntaktischen Defizite sprachentwicklungs-

gestörter Kinder; in dieser Analyse lehne ich mich an die Quer- und Längsschnittdaten von Clahsen (1988)[3] an.

Deutlich wurden bei Clahsen Probleme sprachentwicklungsgestörter Kinder bei der Anwendung von korrekten Genusmarkierungen. In den meisten Fällen kam es zu Auslassungen. Eine andere Strategie der Kinder war, eine oder zwei invariante Formen durchgängig zu verwenden und Genusoppositionen zu neutralisieren. Es kam auch zu Fehlern bei der Wahl des entsprechenden Artikels. Im Laufe der Entwicklung kann das Inventar der Artikelformen erweitert werden, ohne dass Genusoppositionen etabliert werden, zugleich kann aber die Zahl der Auslassungen ansteigen (Clahsen, 1988: 144).

Von allen Kindern wurden als adverbiale Elemente PPn und Adverbien verwendet. Das Auftreten von PPn im Inventar der kindlichen Grammatik erwies sich allerdings als äußerst gering. Zudem wurden Präpositionen in den meisten obligatorischen Kontexten ausgelassen[4]. Bei den wenigen verwendeten Präpositionen ließ sich eine Präferenz für lokale Präpositionen (in, auf, unter) feststellen (Clahsen, 1988: 147).

Weiterhin konnte gezeigt werden, dass bei Kindern mit einer Sprachentwicklungsstörung einfache Verben und Präfixverben den größten Teil ausmachen. Hilfsverben kamen hingegen nur selten und bei manchen Kindern überhaupt nicht vor. Auch die Modalverben wurden im Vergleich zu den Hilfsverben bei den untersuchten Kindern häufiger und durchgängiger verwendet (Clahsen, 1988: 152).

Laut den Daten von Clahsen sind bei SES koordinierende Konjunktionen (z. B. *und, aber, oder*) vorhanden, subordinierende Konjunktionen (u. a. Relativpronomen, Komplementierer, *dass* und adverbiale Konjunktionen) dagegen bis auf wenige Ausnahmen nicht. Auch Nebensätze ohne Konjunktionen werden von den untersuchten Kindern äußerst selten verwendet (Clahsen, 1988: 156).

---

[3] Clahsen hat den Versuch einer systematischen Analyse der Sprache von dysgrammatischen Kindern unternommen. Dazu wurden Quer- und Längsschnittdaten von 10 dysgrammatischen Kindern in Hinblick auf lexikalische Repräsentationen von Wortarten, den Aufbau von Phrasenstrukturregeln, Kasusmarkierungen, Verbflexion und Wortstellung analysiert (mittels freier Sprachproben).

[4] Die Schwierigkeiten der sprachentwicklungsgestörten Kinder beim Gebrauch der Präpositionen wurden in mehreren Untersuchungen bestätigt (Günther, 1987; Hay, 1985), in einigen allerdings negiert (Watkins, 1994a; Watkins & Rice, 1991).

Bei sprachentwicklungsgestörten Kindern ist das Kasussystem nicht altersgemäß ausgebildet. Genitivmarkierungen kommen typischerweise nicht vor und Akkusativ- oder Dativformen sind nur gelegentlich verfügbar. Die meisten Kasusmarkierungen finden sich bei Personalpronomen. Allerdings werden auch hier Dativ und Akkusativ nicht klar unterschieden und die jeweils verfügbaren Formen werden meist übergeneralisiert. Kasusmarkierungen durch Flexive innerhalb von NPn und PPn wurden nur bei einigen untersuchten Kindern in wenigen Fällen festgestellt. Kasusmarkierungen am Substantiv sind hingegen nicht belegt, auch dann nicht, wenn Elemente aus der N-Flexion erforderlich gewesen wären (Clahsen, 1988: 168).

Als Verbformen werden von sprachentwicklungsgestörten Kindern Flexive -o, -e, -t und -n verwendet, wobei -o, -e oder -n am häufigsten vorkommen. Das Flexiv -st wird hingegen bei SES nicht angeboten, obschon es reichlich in den Äußerungen der Kinder gefordert wird und -t kommt nur bei einer begrenzten Klasse von Verben vor. Die Schwierigkeiten der Kinder betreffen auch die unregelmäßigen Verben (Clahsen, 1988: 179).

Die Analyse ergab zudem, dass verbale Elemente bei SES in den Positionen V-vorn oder V-hinten stehen können, wobei die Endstellungsvariante von den meisten Kindern bevorzugt wird. Die Spitzenstellung von Verben (V1) kommt insgesamt selten vor und ist nicht auf Entscheidungsfragesätze beschränkt; bei allen untersuchten Kindern wurde die Spitzenstellung ebenfalls in Deklarativsätzen gefunden[5]. Für Präfixverben sind keine spezifischen Stellungsmuster zu erkennen; sie können in beiden Positionen, V-vorn und V-hinten, erscheinen[6]. Bei Modalverben kommen

---

[5] Grimm und Kaltenbacher (1982), Grimm (1983) und Grundwald (1982) stellten in ihren Untersuchungen fest, dass das Satzmuster Subjekt-Objekt-Verb für die Sprache der sprachentwicklungsgestörten Kinder typisch ist. Die Verben können aber auch in Zweit- oder Spitzenstellung erscheinen. Auch Dannenbauer (1989) kommt zu dem Ergebnis, dass die Verbfinalstellung ein herausragendes Merkmal des SES ist.

[6] Grimm (1983), und Kaltenbacher und Kanny (1985) beobachten, dass zusammengesetzte Verben oft nicht getrennt werden, so wie es erforderlich wäre. Aus retrospektiven Langzeitstudien neuester Zeit beobachteten Schulz et al. (2001), Schulz et al. (im Druck) und Penner et al. (erscheint), dass in der frühen Sprachproduktion der SES-Kinder die resultativen Präfixe (wie *auf* in *aufmachen*) fehlen. Bei der Versprachlichung von Ereignissen mit einer durch Bewegung herbeigeführten Zustandsveränderung benutzten die SES-Kinder die sog. „deiktischen Präfixe" (*runter, rauf, hinauf*), mit denen sie sowohl resultative als auch prozessorientierte Ereignisse bezeichnen. Diese Diskrepanz führen die Autoren auf Unterschiede in der Verwendung der Lernstrategie „Event Structural Bootstrapping" zurück.

praktisch keine Stellungsfehler vor, und in den Hilfsverbkonstruktionen sind zumindest Probleme bei der Kategorisierung zu erkennen (Clahsen, 1988: 202).

Auch die Stellungsmöglichkeiten, die die Syntax für Subjekte anbietet, werden bei einer spezifischen Sprachentwicklungsstörung nicht ausgeschöpft. Für Subjekte werden post- oder präverbale Stellungsmöglichkeiten angeboten. In den Daten finden sich zwar Belege für beide Möglichkeiten, deutlich bevorzugt wird aber von allen Kindern die Position des Subjekts vor dem Verb[7]. Berichtet werden auch Asymmetrien beim Gebrauch der Topikalisierungsmöglichkeiten. Die Besetzungen der X^{max}-Position durch Adverbien findet man bei sprachentwicklungsgestörten Kindern häufig, Objekt-Topikalisierungen kommen dagegen nur vereinzelt vor. Die Y^{max}-Position wird dagegen nur in wenigen Belegen besetzt; das Verb bleibt dabei in der V1-Position und die Y^{max}-Position am Satzende kann durch andere Konstituenten besetzt werden.

Als eine Erklärung für diese Schwierigkeiten sprachentwicklungsgestörter Kinder nimmt Clahsen ein selektives, sprachstrukturelles Defizit im Bereich der grammatischen Kongruenz an. Das ist so zu verstehen, dass grammatische Merkmale, die nicht primäre Eigenschaften der betreffenden Kategorie sind, bei SES als Dimensionen für den Aufbau eines morphologischen Paradigmas nicht eingesetzt werden können. Infolgedessen werden Funktionswörter und Flexionselemente fehlerhaft kategorisiert oder gar nicht identifiziert, was schließlich zu den beobachteten Auffälligkeiten sprachentwicklungsgestörter Kinder führt (Clahsen, 1988: 241)[8]. Leonard (1989) spricht in diesem Zusammenhang wiederum von einer „*reduzierten phonetischen* – und damit schwer analysierbaren – *Substanz*" grammatischer Endungen. Das betrifft insbesondere die Flexionsendungen, die abhängig von der Sprechgeschwindigkeit in der Sprache der Erwachsenen mehr oder weniger stark verschliffen und verkürzt werden. Mit anderen Worten führt der Autor die Defizite der SES-Kinder auf die relative Unbetontheit der grammatischen Morpheme zurück. Die mangelhafte Wahrnehmung, Verarbeitung und Regelbildung solcher unbetonten, semantisch eher unbestimmten morphologischen Formen führe

---

[7] Nach Grimm (1993) steht das Subjekt bei den sprachentwicklungsgestörten Kindern häufig in falscher Position. Diese Vermutung kann sie jedoch durch ihre eigenen Daten nicht stützen; in fünf Beispielsätzen war das Subjekt in 2 Fällen richtig platziert, und mindestens in zwei weiteren Fällen könnte eindeutig die Wortstellung auch durch das Thema-Rhema-Prinzip mitbestimmt werden.

[8] Die „grammatical agreement deficit"- Hypothese

zu einer partiell rudimentären Repräsentation von Sprache (Leonard et al., 1992: 153)[9]. Mit Blick auf diese beiden Ansätze ist zu bemerken, dass die Position von Leonard nicht alternativ, sondern gegebenenfalls komplementär zu Clahsens Überlegungen zu werten ist. Die Vorstellung von Leonard könnte das Bindeglied zwischen mangelnder auditiver Verarbeitung ganz generell und einem defizitären Aufbau morphologischer Paradigmen im Lexikon darstellen. Gerade im Deutschen werden die grammatischen Morpheme stark verschliffen. Das ergibt auch für gesunde Kinder die kaum zu meisternde Aufgabe, aus einem solchen Redestrom und der enormen Variabilität der phonologischen Gestalt der grammatischen Morpheme lexikalisch-morphologische Paradigmen abzuleiten.

2.3 Pathogenese von SES

Während es im vorangehenden Kapitel hauptsächlich um funktionale Zusammenhänge und deren Querverbindungen ging, soll im folgenden Kapitel über neurobiologische Risikofaktoren bei der Entwicklung einer spezifischen Sprachentwicklungsstörung gesprochen werden. Diskutiert werden vor allem Beeinträchtigungen in bestimmten Phasen der zerebralen Entwicklung, insbesondere bei der Entwicklung des zerebralen Kortex, als ursächlich für Sprachentwicklungsstörungen. Auf die anderen möglichen Risiken wie genetische oder psychosoziale Faktoren wird in dieser Arbeit aus zeitlichen Gründen nicht näher eingegangen.

Es geht derzeit aus der Literatur zwar hervor, dass es eine genetische Disposition für eine spezifische Sprachentwicklungsstörung gibt, ihre genaue Wirkungsweise ist jedoch ungeklärt (Überblick bei Noterdaeme, 2001; Amorosa & Noterdaeme, 2003). In diesem Zusammenhang wird vorrangig die Hypothese einer polygenetischen/multifaktoriellen Vererbung angenommen, das heißt, dass mehrere Gene sowie andere ursächliche Faktoren für die Ausprägung der Störung verantwortlich sind (Noterdaeme, 2001: 152). Auch die psychosozialen Risiken alleine können nicht als Ursache für die SES postuliert werden, sie werden viel mehr in ihrer gegenseitigen Wechselwirkung zu genetischen Faktoren gesehen.

Neuroanatomische Befunde

Eine der ersten neuroanatomischen Studien mit SES-Kindern wurde von Cohen et al. (1989) durchgeführt. Es waren post-mortem-Analysen bei ei-

---

[9] Die „surface deficit"- Hypothese

nem siebenjährigen sprachentwicklungsgestörten Mädchen. Die Autoren berichteten von keinen groben Auffälligkeiten in der Hirnanatomie, sondern von Ektopien (also dort üblicherweise nicht auftretendem Zellgewebe) in der links-frontalen Region. Ähnliches fanden Galabura et al. (1985) bei der Untersuchung des Gehirns von Erwachsenen mit Lese- und Rechtschreibstörung. Von einigen dieser LRS-Patienten war bekannt, dass bei ihnen im Kindesalter eine Sprachentwicklungsstörung aufgetreten war. Weiterhin fanden sich in post mortem durchgeführten Untersuchungen an Patienten mit einer kombinierten Lese- und Rechtschreibstörung und Sprachentwicklungsstörung Veränderungen in der Feinstruktur des Cortex, wie Narben und mikroskopische Dysplasien. Regelmäßig wurde auch eine Asymmetrie des hinteren intrasylvischen Kortex z. B. des Planum temporale (PT) und Planum parietale (PP) beobachtet (Humphreys, Kaufman & Galaburda, 1990; Galaburda, 1993).

Atypische Asymmetrien bei sprachentwicklungsgestörten Kindern und Verwandten ersten Grades konnten auch mittels der Magnetresonanztomographie (MRT) festgestellt werden. Dabei bleibt ungeklärt, ob diese Asymmetrien auf eine Vergrößerung rechtshemisphärischer Strukturen oder Verkleinerungen in der linken Hemisphäre zurückzuführen sind. So fanden Jernigan et al. (1987) eine Vergrößerung der rechten hinteren Hirnregion bei sechs von zehn untersuchten Kindern mit Sprachentwicklungsstörungen (vgl. auch Plante et al., 1991). Jernigan, Hesselink, Sowell & Tallal (1991) konnten in einer Gruppe von 20 Neunjährigen, die mit vier Jahren als sprachentwicklungsgestört diagnostiziert wurden und zur Zeit der Untersuchung immer noch massive Schulschwierigkeiten zeigten, eine signifikante Verkleinerung der linken perisylvischen Region auffinden. Zudem war eine Volumenreduzierung im Bereich des linken Parietallappens und des unteren Frontallappens deutlich (vgl. auch Jackson & Plante, 1996).

Mit Hilfe der Computertomografie (CT) ließen sich bei sprachentwicklungsgestörten Kindern nur vereinzelt Auffälligkeiten feststellen. Rosenberg und Hier (1980) fanden in einer Gruppe von 23 Patienten mit erheblich verzögerter Sprachentwicklung häufiger als in der Kontrollgruppe eine Asymmetrie mit vergrößerter rechter Gehirnhälfte, wohingegen weder Denays et al. (1989) noch Lou et al. (1990) von solchen Gehirnstrukturveränderungen berichteten.

Untersuchungen mittels Single-Photon-Emissionscomputertomographie (SPECT) deuten darauf hin, dass Hirnareale, die für auditiv-verbale

Funktionen zuständig zu sein scheinen, bei SES im Ruhezustand weniger durchblutet und unter spezifischen Anforderungen geringer aktiviert werden. Dabei scheint die Durchblutung insbesondere in sprachrelevanten Hirnregionen der linken Hemisphäre geringer zu sein. So ist bei Billard et al. (1988) von einer Minderdurchblutung bei expressiv sprachgestörten Kindern im Scheitel- und Stirnhirn die Rede und bei Lou et al. (1990) im mittleren und oberen rechten Stirnhirn. Denays et al. (1989) beobachteten bei Kindern mit einer expressiven Sprachstörung Minderdurchblutung in der linken Broca-Region und bei rezeptiv sprachgestörten Kindern im oberen Schläfenlappen links (Wernicke-Region) und mittleren Stirnlappen rechts. Bei auditiven und verbalen Aufgaben konnten Tzourio et al. (1994) einen abnormen Durchblutungsanstieg im ganzen Hirn nachweisen, und die Phonemdiskriminationsaufgabe deutet auf fehlende Aktivierung in der linken Hemisphäre hin. Diese Befunde interpretieren die Autoren als eine verminderte funktionelle Spezialisierung sprachrelevanter Hirnareale; sie können ebenso Ausdruck von Kompensationsmechanismen durch gesteuerte Informationsverarbeitung sein.

Zusammenfassend lassen sich mit Blick auf diese zum Teil widersprüchlichen Ergebnisse zwei Gemeinsamkeiten erkennen. Zum einen konnten keine erheblichen morphologisch-anatomischen Veränderungen nachgewiesen werden, und zum anderen waren die beobachteten Abweichungen auf allen Funktions- und Strukturebenen zu verzeichnen. Damit ist ein gewisser Zusammenhang zwischen den gefundenen zerebralen Auffälligkeiten und Sprachentwicklungsstörungen belegt. Offen bleibt jedoch, welche dieser Auffälligkeiten mit Sprachentwicklungsstörungen in unmittelbarem kausalen Zusammenhang stehen, welche Ausdruck einer gemeinsamen Grundstörung sind und welche sich als Folge sprachlicher Defizite sekundär entwickelt haben (Überblick bei v. Suchodoletz, 2001: 48-63).

Lockes Hypothese einer verlangsamten Hirnreifung

Als eine mögliche Erklärung für die Entstehung von SES wird von Locke (1997) eine Korrelation zwischen neuroanatomischen Befunden und reduzierter Sprachlernfähigkeit in den frühen Stadien diskutiert. Danach wird die Sprachentwicklung in vier Phasen unterteilt, in denen unterschiedliche zerebrale Mechanismen wirksam werden. Als zentral wird hier die dritte Phase (1,8–3,0 J.) angesehen, in der das linkshemisphärische Regelsystem der Sprache nach der rechtshemisphärischen Dominanz in

Phasen I und II aktiviert wird. Nach Locke entstehen in dieser Phase
die expliziten linkshemisphärischen Repräsentationen des sprachlichen
Wissens, die dann die Ableitung der produktiven linguistischen Regeln
ermöglichen (Penner, 2002).

Aufgrund der verlangsamten Hirnreifung gelingt es den sprachentwicklungsgestörten Kindern nicht, die erforderliche kritische Masse an sprachlichem Material innerhalb des begrenzten Zeitfensters anzusammeln, so
wird auch kein funktionsfähiges linguistisches Regelsystem entwickelt.
Unter dem steigenden kommunikativen Druck beginnt das Gehirn zu
kompensieren, indem auf homologe Strukturen der rechten Hemisphäre
zurückgegriffen wird (damit wird die anomale hemisphärische Asymmetrie bei SES erklärt). Die kompensatorisch benutzte kortikale Region,
rund um die rechte Sylvische Furche, zeigt sich jedoch für die auto-
matisierte Sprachverarbeitung weit weniger leistungsfähig als die entsprechende Region der linken Hemisphäre und es kommt entsprechend
zu einer Entwicklung von sprachlichen Defiziten bei den Kindern. Diese Leistungsschwäche bleibt laut Locke selbst dann vorhanden, wenn die
Sprachproduktion mit der Zeit und durch Therapie oberflächlich weniger
auffällig wird (Dannenbauer, 2001; Schöler & Schakib-Ekbatan, 2001).

Die neuesten Untersuchungen zur Sprachentwicklung bei Kindern mit
frühen unilateralen Läsionen deuten darauf hin, dass der Übergang zur
linkshemiphärischen Dominanz der Sprachverarbeitung viel früher stattfindet als es Locke vermutet (Penner, 2002). Penner, Weissenborn & Friederici (2003) argumentieren, dass die rechte Hemisphäre für die frühe
Phase der Sprachentwicklung besonders relevant sei. Bei Kleinkindern
mit frühkindlichen unilateralen Läsionen haben rechtshemisphärische Läsionen einen größeren negativen Einfluss auf den Verlauf des Spracherwerbs als linkshemisphärische Läsionen. Dies dürfte damit zusammenhängen, dass die Kinder in ihren Spracherwerb mit Hilfe prosodischer
Informationen einsteigen, die bei Erwachsenen und vermutlich auch bei
Kindern rechtshemisphärisch verarbeitet werden. Ein Transfer zu linkshemisphärischen Aktivationen findet erst dann statt, wenn das Kind an-
fängt, diese Informationen lexikalisch zu binden. Da nachweislich wortse-
mantische Informationen mit segmentalen und prosodischen Repräsentationen schon im ersten Lebensjahr produktiv gebunden werden, dürften
linkshemispärische Aktivationen schon vor Vollendung des ersten Le-
bensjahres stattfinden. Demnach würden auch die schädlichen Mecha-

nismen der rechtshemisphärischen Kompensation schon sehr früh ihren
Anfang nehmen (Penner, Weissenborn & Friederici, 2003: 684).

2.4 Zentral-auditive Verarbeitung – neuropsychologische Vorstellungen zur Pathogenese von SES

Von den verschiedenen Theorien zur Pathogenese von Sprachentwicklungsstörungen wird in der Fachliteratur vorrangig die Hypothese einer gestörten zentral-auditiven Verarbeitung diskutiert. Diese Hypothese wurde auch für die vorliegende Arbeit herausgegriffen und ausführlich diskutiert. Der Schwerpunkt wird dabei auf zwei Teilaspekte der
zentral-auditiven Verarbeitung gelegt: Restriktionen im Bereich des auditiven Arbeitsgedächtnisses und Defizite in der Verarbeitung zeitlicher
Informationen. Es werden Untersuchungsergebnisse mittels behavioraler
wie auch neurophysiologischer Untersuchungsmethoden mit sprachlichen
und nicht-sprachlichen Stimuli vorgestellt. Da es sich dabei um den Kern-
punkt meiner Arbeit handelt, wird die entsprechende Literaturdiskussion
als ein eigener Punkt ausgegliedert.

2.4.1 Defizite des auditiven Arbeitsgedächtnisses

Bevor ich auf die Ergebnisse der Untersuchungen zum auditiven Arbeitsgedächtnis bei SES näher eingehe, möchte ich im Voraus noch einige grundlegende Informationen zum phonologischen Arbeitsgedächtnis geben: Das
phonologische Arbeitsgedächtnis ist für die Verarbeitung sprachlicher Informationen zuständig. Man spricht hier auch von der phonologischen
Schleife, die aus zwei Komponenten besteht: einem phonetischen Speicher („phonological store") und einem subvokalen artikulatorischen Kontrollprozess („subvocal rehearsal"). Der phonetische Speicher kann audi-
torisch-verbale Informationen für etwa 1,8 Sekunden repräsentieren, während der Kontrollprozess durch eine Art „inneres Sprechen" bzw. „inneres Wiederholen" ermöglicht, dass Informationen auch über diese Zeitspanne hinaus im Zugriffsbereich der bewussten Verarbeitung bleiben.
Darüber hinaus leistet der Kontrollprozess auch die phonetische Umkodie-

rung visuell dargebotener Informationen. Die Leistungsfähigkeit des phonologischen Arbeitsgedächtnisses hängt also von der Funktionstüchtigkeit des phonetischen Speichers und des artikulatorischen Kontrollprozesses ab. Als klassisches Verfahren zur empirischen Bestimmung der funktionalen Gesamtkapazität des phonologischen Arbeitsgedächtnisses gilt die Gedächtnisspannen-Aufgabe (Hasselhorn & Grube, 2003: 33). Die hier häufig eingesetzte Aufgabe „Nachsprechen von Kunstwörtern" wird als Messverfahren für die Funktion des phonetischen Speichers angesehen (Weber, 2004: 56; auch bei Spohn, Spohn & Schöler, 1998 – „spiegelt eher die Informationsaufnahme bzw. -verarbeitung im phonetischen Speicher").

In einer der ersten Untersuchungen von Gathercole und Baddeley (1990) wurde darauf hingewiesen, dass die schlechten sprachlichen Leistungen spezifisch sprachentwicklungsgestörter Kinder durch eine geringe Verarbeitungskapazität des phonologischen Arbeitsgedächtnisses erklärt werden könnten. In dieser Untersuchung lag die Leistung der sprachentwicklungsgestörten Kinder in beiden Gedächtnisaufgaben – Nachsprechen von Kunstwörtern und die Wiedergabe von Wort-Folgen – unter dem Niveau der sprachunauffälligen Kontrollkinder mit vergleichbarem Sprachentwicklungsstand. In der Interpretation der Daten nehmen die Autoren ein Defizit im phonetischen Speicher des Arbeitsgedächtnisses als einen Verursachungsfaktor für die spezifische Sprachentwicklungsstörung an (Hasselhorn & Werner, 2000: 372).

Mittlerweile konnten die Befunde von Gathercole und Baddeley (1990) in einer Reihe von Studien bestätigt werden (Bishop, North & Dolan, 1995; Montgomery, 1995). So beispielsweise auch bei Spohn, Spohn & Schöler (1998). In dieser Untersuchung waren die Leistungen der sprachentwicklungsgestörten Kinder (n=28) beim Nachsprechen von Kunstwörtern signifikant schlechter als die Leistungen der sprachunauffälligen Kontrollkinder (n=28) mit vergleichbaren Sprachleistungen. Mit diesem Ergebnis kann die Annahme von Gatherhole und Baddeley (1990), dass Defizite der phonologischen Schleife als Bedingungsfaktor für die SES anzusehen sind, gestützt werden. Bei den Aufgaben zur Gedächtnisspanne ergab sich aber ein anderes Bild. Bei der Wiedergabe von Wortfolgen zeigten die Kinder der SES-Gruppe – im Unterschied zu den Ergebnissen von Gathercole und Baddeley (1990) – keine Defizite, sondern sogar höhere Leistungen als die sprachleistungsparallelisierten unauffälligen Kinder. Die Leistungen der SES-Kinder waren ebenfalls bei der Wiedergabe von

Zahlenfolgen höher als die der Vergleichsgruppe, und bei der Wiedergabe von Kunstwortfolgen erwiesen sich die Leistungen beider Gruppen als vergleichbar (vgl. dazu schon van der Lely & Howard, 1993).

Aus einer früheren Untersuchung berichteten jedoch Fromm & Schöler (1997), dass die SES-Kinder bei der Wiedergabe von Zahlenfolgen signifikant schlechter abschnitten als die sprachunauffällige Vergleichsgruppe. Im Weiteren beobachteten Schöler & Schakib-Ekbatan (1998) bei einer Längsschnittstudie, dass die Gedächtnisspanne für Zahlen bei sprachentwicklungsgestörten Kindern im Vorschulalter im Vergleich zu sprachunauffälligen durchschnittlich um etwa eine Einheit geringer ist und im Alter von 7–8 Jahren weiterhin stagniert.

In einer Studie neuerer Zeit zeigt Rau (2002) auf, dass sich die Kinder der SES-Diagnosegruppe im Untertest „Gedächtnisspanne für Wortfolgen" des Sprachentwicklungstests SETK 3–5 (Grimm, 2000) durchschnittlich 3,11 Wörter merken und die Kontrollkinder 3,27 – was einen deutlich signifikanten Unterschied darstellt. Signifikant schlechtere Leistungen erbrachten die sprachentwicklungsgestörten Kinder auch im Untertest „Phonologisches Arbeitsgedächtnis für Nichtwörter", bei dem 18 zwei- bis fünfsilbige Nichtwörter nachzusprechen sind. In dieser Aufgabe reproduzierten die SES-Kinder bei einem Mittelwert 4,41 nur 24,5% der vorgegebenen Items richtig, dagegen konnte die Kontrollgruppe bei einem höheren Mittelwert 10,89 schon 60,5% der Items korrekt nachsprechen (Grimm, 2003: 156).

Als interessant erweisen sich in diesem Zusammenhang die Überlegungen von Janczyk, Schöler & Grabowski (2003). Vor dem Hintergrund des oftmals berichteten gleichzeitigen Auftretens von Sprachentwicklungs- und Aufmerksamkeitsstörungen gingen die Autoren der Frage nach, ob nicht neben der phonologischen Schleife auch weitere Teile des Arbeitsgedächtnisses an der Entwicklung von Sprachstörungen beteiligt sein können, und genauer, ob bei SES auch eine Minderleistung der zentralen Exekutive vorliegt[10]. Die Befunde aus ihrer Untersuchung ließen die Minderleistung der phonologischen Schleife bei sprachentwicklungsgestörten Kindern replizieren (obwohl die SES-Kinder dieser Untersuchung sogar durchschnittlich sieben Monate älter als die gesunden Kontrollkinder waren). Die Unterschiede ergaben sich hier bei allen drei Leistungsindikatoren: bei der Zahlenspanne, der Leistung beim Nachsprechen von Kunst-

---

[10] Auf Zusammenhänge zwischen Funktionen der zentralen Exekutive und Sprach- und Lesefähigkeiten weisen auch Gathercole und Pickering (2000) hin.

wörtern und der Sprechrate. Die beiden anderen Komponenten des Arbeitsgedächtnisses, die zentrale Exekutive und der visuell-räumliche Notizblock scheinen auf Grund der gewonnenen Daten nicht beeinträchtigt zu sein. Es wurde beobachtet, dass die Aufmerksamkeitsverteilung den SES-Kindern in ähnlicher Weise wie den Kontrollkindern gelingt, sie scheinen auch keine Probleme beim raschen Umschalten auf einen zweiten Verarbeitungsprozess zu haben.

Zusammenfassend ist festzuhalten, dass sich bei sprachentwicklungsgestörten Kindern eine eingeschränkte (ungenügende) Merkspanne für auditiv dargebotene Informationen aufweisen lässt[11]. In der Fachliteratur werden hierfür gängigerweise zwei Erklärungsmöglichkeiten diskutiert. Einmal kann die zeitliche Kapazität einer im Cortex aufgebauten auditiven (bzw. sensorischen) Spur eingeschränkt sein. Oder die Geschwindigkeit, mit der verarbeitet wird, ist herabgesetzt, was den gleichen Effekt hat: Der vergleichende Rückgriff auf das Arbeitsgedächtnis erfolgt so spät, dass die dort wartenden Stimulus-Repräsentationen bereits wieder verloschen oder von folgenden Stimuli „überschrieben" wurden (vgl. etwa den kompensatorischen Erklärungsansatz zum Agrammatismus bei Broca-Aphasie von Kolk und van Grunsven, 1985: 42).

2.4.2 Zeitliches Verarbeitungsdefizit: Tallals Hypothese

Gesprochene Sprache besteht aus sich in der Zeit ändernden, akustischen Informationen. Das heißt, dass das Verschlüsseln, wie auch das Entschlüsseln menschlicher Sprache durch die Organisation im zeitlichen Ablauf geprägt ist (Berwanger, 2002: 16). Der Zusammenhang zwischen Sprach- und Zeitverarbeitung wurde in den letzten Jahren zunehmend Gegenstand der Forschung. Ausgehend von den Arbeiten der Forschungsgruppe um Tallal wurde die Hypothese eines Zeitverarbeitungsdefizits als mögliche Ursache von Sprachentwicklungsstörungen in zahlreichen Studien untersucht. Diese Ergebnisse werden in der Literatur kontrovers

---

[11] Auch Spohn, Spohn und Schöler (1998: 7) sprechen von einer eingeschränkten Merkspanne für auditiv dargebotene Informationen, wobei „entweder ein gestörtes Speicher-System für Sprachsignale angenommen wird, oder Probleme bei der Speicherkapazität postuliert werden".

diskutiert. Im folgenden Kapitel soll Tallals Hypothese und die sich daran anschließende Diskussion vorgestellt werden.

Die Arbeiten von Tallal

Der Ausgangspunkt für die Untersuchungen von Tallal und Piercy war die Arbeit von Lowe und Campbell (1965), die herausfanden, dass sprachentwicklungsgestörte Kinder ein längeres Zeitintervall zwischen einem hohen und einem niedrigen Ton benötigen, um deren Reihenfolge angeben zu können. Zur Unterstützung dieser These testeten Tallal und Piercy die Probanden mit zwei inzwischen als klassisch bezeichneten Aufgaben: Zum einen sollte die Reihenfolge von zwei Reizen wiedergegeben werden („repetition task"), zum anderen sollten die Kinder beurteilen, ob zwei aufeinander folgende Reize gleich oder unterschiedlich waren („same-different task"). Im Vorfeld der jeweiligen Aufgabe wurde die Assoziation von zwei verschiedenen Tönen mit verschiedenen Reaktionstasten geübt.

Zunächst wurden die Abstände zwischen den Tonreizen zwischen 8 und 4062 ms variiert. Bei kürzeren ISIs (ISI - Inter Stimulus Intervall), bis 350 ms, waren die SES-Kinder in beiden Aufgabentypen deutlich schlechter (Tallal & Piercy, 1973a). Im nächsten Schritt wurde auch die Reizdauer manipuliert. Alle Kontrollkinder erreichten das Aufgabenkriterium schon bei Reizdauer 75 ms, die sprachentwicklungsgestörten Probanden erst bei 250 ms (Tallal & Piercy, 1973b). Mit anderen Worten, wenn die Dauer der Stimuli verlängert wurde, konnten die SES-Kinder auch bei kürzeren ISIs gut diskriminieren.

Um zusammenzufassen, brauchen die sprachentwicklungsgestörten Kinder mehr Zeit, um zwischen unterschiedlichen Reizen diskriminieren zu können. Wenn der Reizabstand sehr gering ist oder der Stimulus sehr rasch von einem folgenden Ton maskiert wird, ist die Diskriminationsleistung von sprachentwicklungsgestörtern Kindern in beiden Aufgabentypen wesentlich schlechter als bei den Kontrollkindern.

Ausgehend davon wurden in weiteren Untersuchungen sprachliche Stimuli verwendet. Diese Studien konnten nachweisen, dass die sprachentwicklungsgestörten Kinder Defizite bei der Diskrimination von Konsonant-Vokal-Silben mit einer Transition von etwa 40 ms hatten, ebenso wie bei Vokal-Vokal-Kombination mit kurzer Transition. Die Leistungen der Kinder verbesserten sich mit der Verlängerung der Transition auf 95 ms, was näherungsweise normalen Verarbeitungsresultaten entsprach (Tallal & Piercy, 1974, 1975). In diesem Zusammenhang wird die Relevanz für die Wahrnehmung gesprochener Sprache deutlich. Schnell aufeinander folgende Lautveränderungen sind nämlich typisch für gesprochene Sprache und die Schwierigkeiten in der Wahrnehmung solcher Stimuli führen dazu, dass gesprochene Sprache nur in einem sehr eingeschränkten Maße genutzt werden kann, um die Regelmäßigkeiten, die der Sprache zugrunde liegen, zu abstrahieren. Es wurde zudem festgestellt, dass das Ausmaß der Schwierigkeiten in den Diskriminationsaufgaben mit der Ausprägung der Sprachentwicklungsstörung korreliert (zum Überblick der Tallal-Arbeiten siehe in: Leonard, 1998: 133–145; Uwer, 2000: 23).

In den neunziger Jahren entwickelten Tallal und Merzenich (Merzenich et al., 1996; Tallal et al., 1997, 1998) ein umfassendes Trainingsprogramm „Fast Ford Word", mit dem Zweck, das auditorische Verarbeitungsdefizit sprachentwicklungsgestörter Kinder zu verbessern. Die ersten Ergebnisse erwiesen sich als erkenntnisweisend und führten zu zahlreichen ähnlichen Förderungsprogrammen auch in Deutschland. Mehrere Autoren halten jedoch die zitierten Zahlen für äußerst suspekt; kritisiert wurde die Stichprobenwahl, die Vergleichbarkeit der Behandlungsgruppen und vor allem die lückenhafte Dokumentation der Daten. In den Veröffentlichungen von Tallal und Mitarbeitern bleibt offen, ob bei allen Kindern eine signifikante Verbesserung der sprachlichen Leistungen erzielt wurde, weil in den Publikationen nur Mittelwerte und keine Einzelwerte angegeben werden (zur Kritik vgl. Brady et al., 1996; Gillam, 1999; Veale, 1999).

Die Diskussion um die Arbeiten von Tallal

Die Ergebnisse der Arbeit von Paula Tallal und ihrer Mitarbeiter lösten eine lebhafte Diskussion aus. Der Ansatz Tallals wird grundsätzlich von Studdert-Kennedy & Mody (1995) akzeptiert, die Autoren kritisieren jedoch die Verwendung des Begriffes „temporal processing deficit" (zeitliches Verarbeitungsdefizit). Sie sprechen sich für eine Unterscheidung zwischen einem Problem bei der Wahrnehmung der zeitlichen Reihenfolge der Reize und einem Defizit in der Verarbeitung schnell aufeinander folgender Reize aus. Mit anderen Worten, es ist nicht gänzlich klar, ob die Unfähigkeit, bei entsprechend kleinem Interstimulusintervall korrekt die Reihenfolge zweier aufeinander folgender Stimuli anzugeben

(die Ordnungsschwelle)[12] tatsächlich das gleiche Defizit wie die Unfähigkeit bei entsprechend kleinen Interstimulusintervallen zwei aufeinander
folgende Reize als getrennt wahrzunehmen (die Fusionsschwelle)[13], darstellt. Die Schwierigkeiten bei der Aufgabe „Reihenfolge angeben" scheinen nach den Autoren keine spezifische Schwäche sprachentwicklungsgestörter Kinder zu sein. Die niedrigen Leistungen waren nur in der
„gleich-ungleich"-Aufgabe festzustellen. Daraus ergibt sich, dass sinnvollerweise von einem Defizit bei der Verarbeitung schnell aufeinander
folgender Reize gesprochen werden sollte („rapid auditory processing deficit/RAP"; Uwer, 2000: 25).

Auch mit Blick auf weitere Untersuchungen scheint hinsichtlich des zeitlichen Verarbeitungsdefizits in der Forschungsgemeinschaft eine gewisse Uneinigkeit zu bestehen. In einer Querschnittuntersuchung mit 40
sprachentwicklungsgestörten und 40 sprachunauffälligen Kindern (jeweils
20 Vorschulkindern und 20 Schulkindern pro Gruppe) untersuchten Kegel et al. (1988; Kegel, 1990) neben Nachsprechleistungen die auditive
Ordnungsschwelle mit der Aufgabenstellung, eine bestimmte Rhythmusvorgabe auf einem Klangkörper nachzuklopfen. Die Ordnungsschwellenwerte lagen in dieser Untersuchung bei älteren Kindern niedriger als bei
jüngeren und bei sprachunauffälligen Kindern niedriger als bei sprachentwicklungsgestörten. Es bleibt allerdings unklar, ob die beobachteten Defizite der sprachentwicklungsgestörten Kinder nicht durch mögliche motorische Schwächen mit bedingt sind. Die Schwäche der SES-
Kinder bei der Reproduktion einer bestimmten Rhythmusvorgabe sowie
die Schwäche, die zeitliche Struktur eines Satzes zu reproduzieren, interpretiert Kegel als ein Zeitverarbeitungsdefizit auf der Integrationsebene.
Mit anderen Worten werden prosodische Gestalten in nonverbalen und
verbalen Vorgaben von sprachentwicklungsgestörten Kindern nicht erkannt und können somit auch nicht reproduziert werden.

In Anknüpfung an die Studie von Kegel ermittelte Veit (1992) an fünf
sprachentwicklungsgestörten und sieben sprachunauffälligen Kindern die
auditive Ordnungsschwelle halbjährlich über einen Zeitraum von drei

---

[12] „Ordnungsschwelle" meint hier das minimale Zeitintervall, das gegeben sein muss,
damit eine Versuchspersonen (Vpn.) die richtige Reihenfolge zweier aufeinander folgender Reize erkennen kann.

[13] „Fusionsschwelle" ist der minimale zeitliche Abstand zweier aufeinander folgender
Reize, bei dem zwei aufeinander folgende Reize gerade noch als getrennt wahrgenommen werden. Die Fusionsschwelle ist – anders als die Ordnungsschwelle – vom sensorischen Kanal bzw. von der sensorischen Modalität abhängig.

Jahren und konnte dabei in der SES-Gruppe deutlich niedrigere Ordnungsschwellen beobachten. Im Verlauf der drei Jahre notierte er in beiden Gruppen eine deutliche Abnahme der Werte. Auch Nickisch (1999) berichtet von deutlichen Gruppenunterschieden der auditiven Ordnungsschwellenwerte zwischen sprachentwicklungsgestörten und sprachunauffälligen Kindern. Die SES-Gruppe (n=16, Alter: 6-10 J.) zeigte signifikant erhöhte Mittelwerte für die Ordnungsschwelle. In die Auswertung wurden jedoch weder Alter noch Intelligenz miteinbezogen (Überblick bei Berwanger, 2002:45).

Nach einer neueren Studie von Benesich und Tallal (2002) gilt das RAP-Defizit (RAP- rapid auditory processing) als „behavioral marker" für SES und dürfte bei der Früherkennung von sprachlichen Störungen eine wichtige Rolle spielen. Die Autoren untersuchten das RAP bei Säuglingen mit positiver Familienanamnese für SES (n=11) und gesunden Kontrollsäuglingen (n=32) und setzten dafür Tonstimuli verschiedener Frequenz ein (zum Design siehe in: Benasisch & Tallal, 2002:7). Es wurden im Durchschnittsalter von 7,5 Monaten starke Differenzen beim mean-RAP zwischen beiden Gruppen gefunden. Genauer waren Säuglinge aus Familien mit positiver Anamnese für SES in der Verarbeitung von schnell dargebotenen auditiven Stimuli signifikant schlechter als die Kontrollsäuglinge. Es konnte auch eine Korrelation zwischen den Ergebnissen im non-RAP-Test bei 7,5 Monaten und sprachlichen Leistungen im Alter von 36 Monaten beobachtet werden.

Keinerlei Zusammenhang zwischen Sprachentwicklungsstörungen und zeitlichen Diskriminationsleistungen, gemessen mittels verschiedener Verfahren, fanden wiederum Bishop und Mitarbeiter (1999). Genauer, es waren weder bei der Diskrimination eines Tones von einem Maskierungsreiz („backward-masked-" und „forward-masked-threshold") noch bei der Unterscheidung frequenzmodulierter von unmodulierten Tönen sowie in einem Frequenzdiskriminationstest Leistungsunterschiede zwischen den Untersuchungsgruppen (SES vs. KG, Alter: 8–10 J.) zu verzeichnen. Es ist dabei zu bemerken, dass in dieser Untersuchung nur Ton- und keine Sprachstimuli verwendet wurden.

Auch in einer späteren Untersuchung konnten McArthur & Bishop (2004a) keine Leistungsunterschiede zwischen den SES- und Kontrollkindern in der RAP-Aufgabe feststellen, diese wurden jedoch beim Diskriminieren zwischen Tönen verschiedener Frequenzen deutlich (zum Untersuchungsdesign siehe in McArthur & Bishop, 2004a:82–83). In dieser Aufgabe erbrachte ein Teil der SES-Probanden signifikant schlechtere Ergebnisse als die gesunden Kinder der Vergleichsgruppe. Demnach sollte bei SES eher von den Schwierigkeiten bei der Frequenzdiskrimination nonverbaler Stimuli und zwar unabhängig von dem Präsentationstempo als von einem Defizit in der Verarbeitung schnell dargebotener Stimuli gesprochen werden – so dazu die Autoren (McArthur & Bishop, 2004a: 86). Weiterhin halten McArthur und Bishop es für möglich, dass sprachentwicklungsgestörte Kinder mehr als ein auditives Verarbeitungsdefizit haben, oder alternativ: sie haben unterschiedliche Typen von auditiven Verarbeitungsdefiziten (McArthur & Bishop, 2004b: 539).

Der Zusammenhang zwischen der phonologischen Bewusstheit bzw. phonematischen Codierung und der zeitlichen Diskriminationsfähigkeit, gemessen mittels Ordnungs- und Fusionsschwelle, wurde von Berwanger (2002) überprüft. An der Untersuchung nahmen Kinder mit SES- (n=37), LRS- (n=40) und Mischdiagnose (LRS+SES, n=22), Kinder mit einer allgemeinen kognitiven Verzögerung (ALV, n=27) und Kontrollkinder (n=52; Alter für alle Gruppen 6–13 J.) teil. Es ergaben sich signifikant höhere auditive Ordnungsschwellen bei sprachentwicklungsgestörten und lese- und rechtschreibgestörten Kindern im Vergleich zu der Kontrollgruppe. Hinsichtlich der visuellen Ordnungsschwelle konnte ein so deutlicher Gruppenunterschied lediglich bei den sprachentwicklungsgestörten Kindern verzeichnet werden. Berwanger spricht hier von einer Tendenz in Richtung signifikanter Unterschiede zwischen den Gruppen. Beim Einbezug der nonverbalen Intelligenz als zusätzliche Kovariante verschwand jedoch der Gruppeneffekt sowohl für die auditive als auch für die visuelle Ordnungsschwelle.

Während Zeitverarbeitung und Lautdiskrimination geringe Zusammenhänge aufweisen, ließ sich für die phonologische Bewusstheit bzw. phonematische Codierung keine Beziehung zur Zeitverarbeitung verzeichnen. Nach Berwanger scheint die Relevanz der Zeitverarbeitung für die Pathogenese einer Sprachentwicklungsstörung derzeit überschätzt zu werden. Diese Defizite könnten nicht durch die Störungsbilder, sondern vielmehr durch Artefakte aufgrund methodischer Mängel erklärbar sein - so dazu die Autorin (Berwanger, 2002: 138)[14].

---

[14]Vgl. dazu auch Meister et al., 1998; Kühn-Inacker, 2000.

Zusammenfassung

In der Literatur wird die Hypothese eines zeitlichen Diskriminationsdefizits als pathogenetischer Hintergrund von spezifischen Sprachentwicklungsstörungen vorrangig diskutiert. Ein Zeitverarbeitungsdefizit als Ursache für Diskriminationsschwächen sprachlicher Reize wird vor allem von der Forschungsgruppe um Tallal vertreten, die Phonemdiskriminationsschwächen als Ausdruck einer erschwerten Identifikation von schnellen akustischen Veränderungen der Formantentransitionen betrachten (Tallal & Piercy 1974, 1975; Tallal, 1980; Tallal et al., 1996; Fitch et al., 1997; Wright et al., 1997; Elliot et al., 1989; Überblick bei Tallal, 2000). Aus einigen weiterführenden Untersuchungen werden jedoch zum Teil widersprüchliche Ergebnisse berichtet, deren Interpretation häufig durch schwere Vergleichbarkeit der einzelnen Studien oder methodische Mängel erschwert ist. Unklar bleibt auch, inwieweit sich ein Zeitverarbeitungsdefizit bei sprachentwicklungsgestörten Kindern auch unter Berücksichtigung möglicher Einflussfaktoren wie Alter, Intelligenz und Geschlecht findet.

2.4.3 Exkurs: Ereigniskorrelierte Potentiale – Mismatch- und Processing Negativity (MMN und PN)

In dem vorhergehenden Kapitel wurden Untersuchungen zur zentral-auditiven Verarbeitung mittels ausschließlich behavioraler Untersuchungsmethoden dargestellt. Für solche behavioralen bzw. neuropsychologischen Untersuchungsmöglichkeiten gilt als problematisch, dass die Reaktionen der Probanden immer eine Vielzahl nachgeschalteter kognitiver und dann motorischer Verarbeitungsschritte umfassen, so dass wir nur interpretativ Rückschlüsse auf die abgelaufenen Verarbeitungsprozesse ziehen können[15]. Außerdem sind behaviorale Testleistungen, insbesondere solche zur zentral-auditiven Verarbeitung, stark von der Aufmerksamkeit der Kinder abhängig. Mit anderen Worten könnten Unaufmerksamkeit und Ablenkbarkeit, also Verhaltensweisen, die sich bei auf-

---

[15] Vgl. hierfür die allgemeine Kritik zu so genannten „Omnibus-Maßen" von Rösler und Heil (1998: 206): Mit Omnibus-Maßen wird der Umstand charakterisiert, dass wir bei behavioralen Testdesigns immer gleich „einen ganzen Omnibus voller Einflussfaktoren" mitberücksichtigen müssen.

merksamkeits- und sprachentwicklungsgestörten Kindern jedenfalls beobachten lassen, zu Messartefakten führen (Bishop, 1997: 70).

Neue Forschungsmöglichkeiten werden durch neurophysiologische Untersuchungsmethoden eröffnet. Ihr Vorteil wird insbesondere darin gesehen, dass im Rahmen hirnelektrischer Ableitungen die ablaufenden Prozesse sozusagen online[16] (und nicht wie bei behavioralen Verfahren erst nach ihrem Abschluss) gemessen werden. Als objektives Maß hat sich in den letzten Jahren die Untersuchung zentral-auditiver Prozesse mittels ereigniskorrelierter Potentiale, insbesondere die Mismatch Negativity (MMN) herausgestellt. Eine weitere EKP-Komponente, die im Kontext zentral-auditiver Verarbeitungsprozesse als aussagekräftig gilt, ist die Processing Negativity (PN). Besonders bei der Untersuchung von Kindern werden in die neurophysiologischen Verfahren große Hoffnungen gesetzt.

Heutzutage versucht man in der Regel, behaviorale und neurophysiologische Daten miteinander zu kombinieren. So wird auch in dem darauf folgenden Kapitel ein Versuch unternommen, die dargestellten behavioralen Studienergebnisse zur zentral-auditiven Verarbeitung bei SES durch elektrophysiologische Daten kritisch zu hinterfragen und abzusichern. Im Voraus sollten einige Grundlageninformationen über ereigniskorrelierte Potentiale und die beiden EKP-Komponenten MMN und PN gegeben werden.

Was sind ereigniskorrelierte Potentiale?

Ereigniskorrelierte Hirnpotentiale (EKP oder im Englischen: *Event-related potentials – ERPs*)[17] sind hirnelektrische Potenzialverschiebungen, die vor, während oder nach einem sensorischen, motorischen oder psychischen Ereignis im Elektroenzephalogramm (EEG) gemessen werden (Rösler, 1982; Coles & Rugg, 1995; Bimbauer & Schmidt, 1996).

Da sich in einem bestimmten Registerabschnitt beide Prozesse, also spontane und ereigniskorrelierte Aktivität, überlagern, können die EKPs im Elektroenzephalogramm folglich nicht unmittelbar erkannt werden. Erst mit einem aus der Nachrichtentechnik entlehnten Analysever-

---

[16] In der Psycholinguistik werden solche Verfahren als Online-Verfahren bezeichnet – Swinney (1981, 1982).

[17] Allerdings gibt der Begriff „ereigniskorreliert" den Sachverhalt vielleicht etwas besser wieder, da nicht unbedingt ein externes Ereignis vorhanden sein muss, das eine Reaktion evoziert (Hahne, 1997: 29).

fahren lässt sich die ereigniskorrelierte Aktivität aus dem Elektroenzephalogramm zuverlässig extrahieren. Dadurch werden die Komponenten, die mit dem Reiz im Zusammenhang stehen, sichtbar, während die Amplituden des Spontan-EEGs (das Rauschen) sich durch die Mittelung verringern und im Idealfall gegen Null gehen.

Nach der Mittelung liegt eine Kurve mit mehreren positiven und negativen Gipfeln (Peaks) vor, die durch ihre Latenzen und Amplituden charakterisiert werden können. Diese positiven und negativen Auslenkungen werden als Potenzialkomponenten bezeichnet. Gemäß der klassischen Definition wird eine Komponente durch vier Merkmale charakterisiert: 1) Polarität (das heißt eine Auslenkung kann relativ zu einer Baseline bei einer gewählten Referenz entweder positiv oder negativ sein), 2) Latenz (gemeint ist: die minimale Latenz des Peaks, das heißt der Zeitpunkt der maximalen Auslenkung (Amplitude) bezogen auf den Beginn der Stimulusrepräsentation), 3) Topographie (das heißt die Positionen auf dem Skalp, auf denen diese Auslenkung messbar ist) und 4) Sensitivität gegenüber experimentellen Manipulationen (Donchin, Ritter & McCallum, 1978).

In der ERP-Forschung ist eine nützliche, wenngleich nicht immer eindeutige Unterscheidung in zwei Gruppen von Komponenten üblich. Als exogen werden frühe Komponenten bezeichnet, deren Charakteristika primär von den physikalischen Eigenschaften des auslösenden Reizes abhängen (wie Intensität, Qualität oder Ort der Stimulation). Endogene Komponenten (späte Komponenten) variieren dagegen hauptsächlich mit psychologischen Variablen (wie Instruktion, Erwartung, Strategien) und sind von den physikalischen Reizmerkmalen weitgehend unabhängig (Donchin, Ritter & McCallum, 1978; Rösler, 1982).

Mismatch Negativity (MMN)

Die MMN-Komponente wird im Rahmen des so genannten oddballParadigmas evoziert, das heißt unter häufigen Standardtönen wird ein abweichender seltener Reiz dargeboten. Auf den abweichenden Reiz, den so genannten Deviant hin, zeigt sich im EKP eine ausgeprägtere Negativierung als auf den Standardreiz mit dem Maximum zwischen 100 und 250 ms (Näätänen et al., 1982)[18].

---

[18] Die MMN wird errechnet, indem man die Kurve des Devianten von der Kurve des Standards subtrahiert. Die daraus resultierende negative Differenzkurve wird als die MMN bezeichnet.

Die MMN kann durch Veränderungen der Stimuluseigenschaften wie Frequenz, Dauer, Lokalisation im Raum, Lautstärke, temporale oder spectrotemporale Struktur auslöst werden. Diese Komponente scheint auch spezifisch für auditorische Modalität zu sein. Einige Arbeitsgruppen fanden jedoch ähnliche Reizantworten auch im visuellen und somatosensorischen System (Näätänen, 1992; Alho et al., 1992; Kekoni et al., 1997).

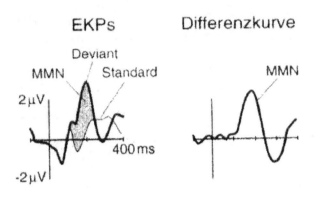

Abbildung 1: Die mismatch-negativity (modifiziert nach Schröger, Kaernbach & Schönwiesner, 2002)

Neben der typischen MMN konnte auch eine zweite mismatch-Komponente, die sog. „späte MMN" abgeleitet werden, die im Zeitfenster zwischen 200 und 300 ms auftritt [19]. Paavilainen et. al. (1991) vermuten, dass die „späte" MMN durch eine gelegentliche bewusste Aufmerksamkeitszuweisung ausgelöst sein kann, was wiederum durch Alho (1995) nicht gestützt werden konnte. Näätänen und Mitarbeiter (1983) interpretieren diese Komponente als Ausdruck eines „Sensitivierungsprozesses". Mit anderen Worten, es könnte sich dabei um eine automatische Vorbereitung auf das Erfassen weiterer Stimulusunterschiede handeln.

Die MMN korreliert in höchstem Maße mit behavioralen Diskriminationsleistungen. Der Zusammenhang zwischen der Diskriminationsleistung und dem Auftreten der MMN konnte für Tonhöhen, Vokale und Konsonant-Vokal-Silben, die mit unterschiedlich intensivem Rauschen maskiert worden waren, in einer Reihe von Untersuchungen mit Erwachsenen und

---

[19] Näätänen et al., 1983; Paavilainen et al., 1991; Alho et al., 1995.

Kindern belegt werden (Uwer, 2000). Dalebot und Stack (1999) zeigten zudem, dass die MMN-Antworten auch für Stimuluspaare abgeleitet werden konnten, die behavioral nicht unterscheidbar waren.

Zudem ist die MMN weitgehend unabhängig von Aufmerksamkeits- und Vigilanzeffekten, im Gegensatz zu anderen EKP-Komponenten. Typisch bei der Ableitung von MMN ist, dass die Probanden instruiert werden, dargebotene auditive Stimuli zu ignorieren und ihre Aufmerksamkeit auf „etwas anderes" zu richten (Lesen oder einen Stummfilm ansehen). Für einen begrenzten Einfluss der Aufmerksamkeit auf die MMN spricht ebenfalls, dass die MMN im Schlaf, unter Anästhesie und sogar bei Komapatienten[20] abgeleitet werden konnte und dass ein Verschwinden der MMN bei fehlender Aufmerksamkeit niemals beobachtet wurde.

Die Entstehung der MMN lässt sich am besten mit dem Gedächtnisspurenmodell vereinbaren (Näätänen et al., 1989). Durch die wiederholte Darbietung eines Reizes wird eine Gedächtnisspur angelegt, in der die akustischen Merkmale der Umwelt für kurze Zeit gespeichert werden. Neu auftretende akustische Ereignisse werden automatisch hinsichtlich ihrer Merkmale mit dieser Gedächtnisspur verglichen. Sobald eine Diskrepanz zwischen der gespeicherten Information und dem aktuellen Reiz detektiert wird, kommt es zur Auslösung einer MMN (Cowan et al., 1993).

In der ursprünglichen Interpretation des Phänomens der MMN wird davon ausgegangen, dass der dahinter stehende Informationsfluss rein afferent ist, das heißt rein bottom-up verläuft. Die Untersuchungen aus neuerer Zeit implizieren allerdings, dass die einer MMN unterliegende sensorische Repräsentation durch top-down-Prozesse modifiziert werden kann (Rinne, 2001; Sussman et al., 2002; Schröger et al., 2003).

Die MMN gilt hauptsächlich als Methode zur Erfassung von spezifischen Defiziten bei Störungen. Sie kann im Rahmen einer umfassenden Einzelfalldiagnostik verwendet werden, oder als objektive Methode zur Evaluation von Trainings- oder Behandlungseffekten dienen. Bei Kindern liegen Untersuchungen mittels MMN für solche Störungsbilder wie Sprachentwicklungsstörungen, Lese- und Rechtschreibstörung, CATCH-Syndrom, Gaumenspalte, zentrale Hörstörung, Aufmerksamkeitsstörung,

---

[20]Interessanterweise konnte bei komatösen Patienten eine Veränderung der MMN als ein Indikator für das Wiedererlangen des Bewusstseins nachgewiesen werden.

Autismus und Tourette-Syndrom vor (Überblick bei Näätänen, 1995; Csépe & Molnar, 1997).

Processing Negativity (PN)

Ebenfalls durch Stimulation nach dem odball-Paradigma wird die Processing Negativity (Verarbeitungsnegativität) evoziert. Der Unterschied zur MMN liegt in der gerichteten Aufmerksamkeit auf den devianten Reiz. Das heißt: Aufgrund der spezifischen Aufgabenforderung hat der Proband die devianten Reize, die hier als Targetreize oder relevante Reize bezeichnet werden, zu beachten, während die anderen, irrelevanten Reize (die sog. Nontargetreize) ignoriert werden sollen. Anstelle der automatischen „Gedächtnisspur" wird also eine aktive „Aufmerksamkeitsspur" des Vergleiches der Stimuluseigenschaften erzeugt.

Nach Näätänen (1990) ist die Processing Negativity als Indikator für einen Vergleich zwischen einem Reiz und einer Aufmerksamkeitsspur („attentional trace") zu interpretieren, die als willentlich beibehaltene Repräsentation des relevanten Reizes beschrieben werden kann. Dieser Prozess wird beendet, sobald ein Unterschied zwischen gespeicherten Stimuluseigenschaften und Vergleichreiz erkannt wird. Bei großen Abweichungen kann der Prozess somit schneller abgebrochen werden als bei sehr geringen Unterschieden, wodurch sich kürzere Latenzen ergeben. Mit anderen Worten kovariiert die Dauer der Processing Negativity mit der Schwierigkeit der Unterscheidung zwischen den relevanten und irrelevanten Reizen. Die PN-Komponente liegt im Zeitfenster von etwa 80 ms bis zu gegebenenfalls 300 ms nach Stimulus-onset (Näätänen, Gaillard & Mantysalo, 1978).

Die Processing Negativity wird als Differenzpotential ermittelt, indem man das EKP unter der Bedingung „Reiz ignorieren" von dem unter der Bedingung „Reiz beachten" subtrahiert. Daraus ergibt sich eine Differenzwelle, die als Negative Difference (Nd) genannt wird. Der PN (Nd) Effekt wird dann in zwei Subkomponenten eingeteilt, in die Nde (early) und in Ndl (late).

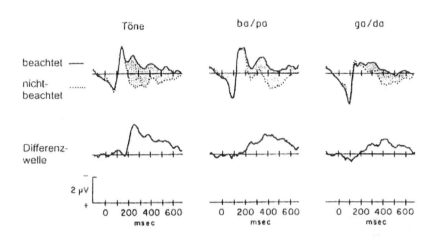

Abbildung 2: Processing Negativity - einerseits bei /ba/ vs. /pa/ und /ga/ vs. /da/, andererseits bei Tönen (nach Rösler & Heil, 1998: 174).

Die Nde mit einem frontozentralen Generator wird als Korrelat des frühen Filtermechanismus interpretiert. Danach findet ein Musterabgleich aller eintreffenden Stimulusreize statt. Signale, die aufgrund ihrer Merkmale nicht in das Filterschema passen, werden ausgeschieden, und solche, die es erfüllen, werden weiter analysiert. Die Einsatzlatenz der Nde hängt also von der Diskriminierbarkeit der beachteten und ignorierten Reize ab. Die Ndl wird frontopolar anterior generiert und weist eine längere Zeitdauer auf. In ihrer funktionalen Bedeutung wird sie von Näätänen und Picton (1987) als „attentional supervision" beschrieben. Sie spiegelt die selektive Weiterverarbeitung oder aktive Wiederauffrischung zu beachtender Information wider (Wijers, Mulder, Gunter & Smid, 1996).

2.4.4 Elektrophysiologische Ergebnisse

Untersuchungen mittels nonverbaler auditiver Stimuli

Es existieren einzelne Studien, die Veränderungen in der MMN bei sprachentwicklungsgestörten Kindern nachweisen konnten. Korpilahti und Lang (1994) haben Latenz und Amplitude der MMN auf Frequenz- (Standard 500 Hz, Deviant 553 Hz, 100 ms) und Dauerunterschiede (Stan-

dard 50 ms, Deviant 110 oder 500 ms, 1000 Hz) in der Gruppe sprachentwicklungsgestörter Kinder (n=14) und gematchter Kontrollkinder gemessen (n=12; Alter für beide Gruppen: 8–13 J.). Die Auftretenswahr-
scheinlichkeit betrug dabei für Standards 0.80 und für Devianten 0.20
und der konstante ISI 350 ms. Es wurde ein signifikanter Gruppenunterschied in den MMN-Amplituden auf den Frequenzdevianten und den
Dauerdevianten II (500 ms) beobachtet; die Frequenzamplitude der MMN
war in der Gruppe der sprachentwicklungsgestörten Kinder signifikant
schwächer. Auch bei der Dauer ergaben sich signifikante Unterschiede
zwischen den beiden Untersuchungsgruppen, jedoch auch dabei nur für
stark kontrastierende Stimuli (50/500 ms). Die MMN-Latenz unterschied
hingegen nicht zwischen den sprachentwicklungsgestörten und sprachunauffälligen Kindern. Es wurde auch eine negative Korrelation zwischen
der Latenz und dem Alter in der Gruppe gesunder Probanden gefunden,
während in der sprachentwicklungsgestörten Gruppe ein solcher Zusammenhang nicht bestand. An topographischen Unterschieden beschreiben
die Autoren eine weniger stark ausgeprägte Hemisphärenasymmetrie bei
den sprachentwicklungsgestörten Probanden als bei den Kontrollkindern;
diese Beobachtung konnte jedoch nicht repliziert werden.

Eine verminderte MMN-Amplitude auf den Frequenzdevianten wurde
in einer anderen Stichprobe von 10 SES-Kindern (Alter: 7-13 J.) erhoben (Korpilahti, 1996). Es wurde zudem eine negative Korrelation
mit dem Alter in der SES-Gruppe gefunden, und als topographisch-
morphologischen Unterschied beobachteten die Autoren eine weniger
stark ausgeprägte Hemisphärenasymmetrie bei den Patienten als bei den
Kontrollkindern.

Im Rahmen dieser Replikationsstudie wurde zusätzlich der Zusammenhang zwischen der MMN und verschiedenen Testaufgaben untersucht:
zur Phonemdiskrimination, zur Diskrimination von Tonhöhe- und Tondauer, zum Sprachverständnis, zum auditorischen Kurzzeitgedächtnis sowie einem Rhythmus-Test. Obwohl die sprachentwicklungsgestörten Kinder schlechtere behaviorale Leistungen als die Kontrollgruppe erbrachten
und im Grand-mean eine geringe MMN-Amplitude auf Frequenzdevianten zeigten, ließt sich hier kein Zusammenhang zwischen verminderter
MMN und schlechter Testleistung im Einzelfall herstellen. Dieses Ergebnis wird auf unterschiedliche Anforderungen in den Testaufgaben zurückgeführt, insbesondere auf eine höhere Belastung des Kurzzeitgedächtnisses. Zwischen den Aufgaben zu Tonhöhe- und Tondauerunterschieden

und denen zur Phonemdiskrimination bestand ein gewisser Unterschied hinsichtlich der damit verbundenen Anforderung. Es war den Kindern möglich, die Phoneme zu identifizieren und damit so zu enkodieren, dass die Gedächtnisanforderung gegenüber dem Tonhöhe- und Dauervergleich reduziert wurde.

In Unterstützung der Untersuchungen von Korpilahti führten Holopainen et al. (1997) ein weiteres Experiment durch, in dem erneut MMN auf Sinustöne (500/ 553 Hz, 100 ms) in der Gruppe sprachentwicklungsgestörter Kinder und gematchter Kontrollkinder (Alter: 3–6 J.) abgeleitet wurde. Die Wahrscheinlichkeit des Auftretens von Standardstimuli betrug 0.80 und von den Devianten 0.20, auch hier wurden kurze ISIs verwendet, um die Aufnahmezeit zu minimieren, was bei der Untersuchung jüngerer Kinder von Bedeutung ist. Die Frequenzamplitude der MMN war signifikant schwächer in der Gruppe sprachentwicklungsgestörter Kinder, hingegen war hier in der Latenz sowie bezüglich topographischer Unterschiede kein signifikanter Unterschied zwischen sprachentwicklungsgestörten und sprachunauffälligen Kindern festzustellen. Ein korrelativer Zusammenhang zwischen MMN-Parametern und dem Alter der Kinder, wie es von den älteren Kindern berichtet wurde, lag ebenfalls nicht vor; dies führen die Autoren auf die geringe Breite des Alterspektrums zurück.

Dieses Ergebnis replizierten Holopainen und Mitarbeiter (1998) in einer späteren Studie mit sprachentwicklungsgestörten Kindern, mental retardierten Kindern (IQ=50-69) mit Abweichungen in der Entwicklung von gesprochener und geschriebener Sprache und gesunden Kontrollkindern (Alter: 5-8 J.). In beiden klinischen Gruppen wurde eine signifikant kleinere Frequenzamplitude der MMN beobachtet, beim Vergleich mental retardierter und sprachentwicklungsgestörter Kinder war jedoch kein signifikanter Unterschied festzustellen.

Untersuchungen mittels verbaler Stimuli

Im Kontrast zu den Untersuchungen von Korpilahti und Mitarbeitern stehen die Ergebnisse von Uwer (2000), wo die berichteten Veränderungen auf Tonstimuli im MMN-Design in keiner der beiden SES-Diagnosegruppen gefunden wurden (21 Kinder mit einer expressiven und 21 Kinder mit einer rezeptiven Sprachentwicklungsstörung, Alter: 5–10 J.). Allerdings arbeitet Uwer mit einem anderen Frequenzunterschied, nämlich 1000 bis 1200 Hz (der für das menschliche Ohr bestens hörbare Bereich), als die Korpilahti-Gruppe (500/553 Hz, der für gesprochene Sprache relevante Bereich). Darüber hinaus werden die Stimuli bei Uwer deutlich länger präsentiert (Dauerunterschied: 175 zu 100 ms), und das Hanning-Fenster (=ISI) betrug 10 ms. Ein weiterer Grund für die unterschiedlichen Ergebnisse könnte auch in der Zusammensetzung der Stichproben gesehen werden. Die Kinder, die an der Studie von Uwer (2000) teilgenommen haben, wurden nach den Forschungskriterien der ICD-10 ausgewählt. Korpilathi und Lang (1994) wählten hingegen ihre Kinder aufgrund einer bereits im Vorschulalter gestellten Diagnose aus, auch die Bestimmung des IQ (mindestens 80) hatte bereits damals stattgefunden. Zum Untersuchungszeitpunkt (Alter: 8–13 J.) besuchten die Kinder der Studie von Korpilahti eine Spezialschule, andere Einschlussmöglichkeiten werden von den Autoren nicht angegeben. Mit anderen Worten, durch dieses Vorgehen kann nicht sichergestellt werden, dass alle Kinder zum Zeitpunkt der Untersuchung an einer spezifischen Sprachentwicklungsstörung gelitten haben und eine allgemein kognitive Beeinträchtigung auszuschließen ist.

Einen gewissen Hinweis auf Gruppenunterschiede könnten die Latenzen der t-Wert Maxima geben. Die t-Wert Maxima weisen darauf hin, dass die Latenz der späten MMN-Komponente in der Tonbedingung bei den sprachentwicklungsgestörten Kindern verlängert ist, wobei zu bemerken ist, dass diese Aussage inferenzstatistisch nicht abgesichert ist. Die Latenzen der t-Wert Maxima der früheren MMN-Komponente unterschieden nicht zwischen den Gruppen.

Uwer hat neben den Sinustönen auch silbische Konsonant-Vokal-Folgen als Stimuli verwendet; in dieser Bedingung stellte die Silbe „da" den Standardreiz (70%) dar und die Deviantreize bildeten die Silben „ba" und „ga" (je 15%). Anders als bei den Tönen kommt hier die Autorin zu signifikanten Unterschieden zwischen sprachentwicklungsgestörten und sprachunauffälligen Kindern; die höchsten MMN-Amplituden zeigte die Kontrollgruppe, während die niedrigsten („flachsten") Kurven in der Gruppe der rezeptiv sprachgestörten Kinder zu finden waren.

Dieses Ergebnis lässt sich durch eine ganze Reihe von Untersuchungen mit lese- und rechtschreibgestörten Patienten unterstützen, denn insbesondere Lese- und Rechschreibstörung und Sprachentwicklungsstörungen werden auf die gleiche basale Verarbeitungsstörung zurückgeführt.

So untersuchte beispielsweise die Münchner Forschungsgruppe (Uwer, Albrecht & v. Suchodoletz, in Vorbereitung) unter Anwendung der gleichen Methodik wie bei Uwer (2000) eine Stichprobe von 20 lese- und rechtschreibgestörten Kindern und 20 Kontrollkindern. Auch die LRS-Kinder zeigten niedrige MMN-Amplituden auf Sprachstimuli, während sie sich in der Bedingung mit Tonstimuli von den Kontrollkindern nicht unterschieden.

Schulte-Körne und Mitarbeiter (1998) evozierten MMN auf Sinustöne (1000 Hz Standard p=0.85, 1050 Hz Deviant p=0.15, Dauer 90 ms, ISI 590 ms) und synthetische KV-Silben (Standard /da/, Deviant /ba/) bei 19 Kindern mit einer Lese- und Rechtschreibstörung (Alter: 12,5 J.) und fanden dabei keine signifikanten Gruppenunterschiede auf Tonstimuli, es ergab sich aber in der LRS-Diagnosegruppe eine signifikant kleinere MMN auf Sprachstimuli. Es konnten keine Hinweise auf eine unterschiedliche topographische Verteilung zwischen den Gruppen gefunden werden[21].

Csépe und Gyurkocza (im Druck) beobachteten die MMN auf Konsonantveränderungen (am Artikulationsort und in der Stimmhaftigkeit), Vokalveränderungen sowie Tonveränderungen und konnten eine Verkleinerung auf alle diese auditiven Reize in der Gruppe lese- und rechtschreibgestörter Probanden, verglichen mit den Kontrollen, feststellen. Am ausgeprägtesten erwiesen sich Gruppenunterschiede bei Konsonantveränderungen. Dies berichten Csépe und Gyurkosza (1998) schon aus einer früheren Studie, in der die MMN auf Vokale, KV-Silben und Sinustöne mit einem Frequenzdeviant bei 48 lese- und rechtschreibgestörten Kindern (Alter: 6–13 J.) abgeleitet wurde. Auf Töne fanden sich dort keine Gruppenunterschiede, es ließ sich jedoch ein Defizit auf Silben mit unterschiedlichem Artikulationsort feststellen.

Zusammenfassung

Schlussfolgernd ist zu sagen, dass bei sprachentwicklungsgestörten Kindern ein Defizit in der automatischen Verarbeitung von Frequenzunterschieden (verringerte MMN-Amplituden) gefunden wurde. Dieses Ergebnis ließ sich auch replizieren, wobei es sich hier um Studien derselben Arbeitsgruppe handelt (Korpilahti et al. 1994, 1996; Holopainen et al., 1997, 1998). Im Kontrast dazu stehen Resultate von Uwer

---

[21]Dieses Ergebnis konnten Schulte-Körne und Mitarbeiter (2001) in einer späteren Studie mit erwachsenen lese- und rechtschreibgestörten Probanden replizieren.

(2000): Während die automatische Verarbeitung von Unterschieden in
Tonhöhe und -dauer anscheinend nicht beeinträchtigt ist – zumindest,
wenn den Kindern genügend Zeit zur Verarbeitung der Information gelassen wird – besteht bei Kindern mit Sprachentwicklungsstörungen ein
Defizit in der Verarbeitung von Silben, die durch unterschiedliche Konsonanten gekennzeichnet sind. In die gleiche Richtung weisen Untersuchungen mit lese- und rechtschreibgestörten Kindern. Das legt nahe, dass es
sich bei den zentral-auditiven Defiziten um Störungen speziell sprachlicher Stimuli handelt. Dafür würde im Übrigen auch sprechen, dass
die Korpilahti-Gruppe bei Tonhöhenunterschieden zwischen reinen Sinustönen speziell in einem für gesprochene Sprache typischen Frequenz-
bereich deutliche Unterschiede fand.

2.4.5 Zusammenfassung

Zur Integration dieser verschiedenen experimentellen Ansätze kann eine bestimmte Interpretation der Daten der Tallal-Schule von Bishop
(1997) als relevant erachtet werden. Den Ausgangpunkt dieser Überlegungen bildet ein informationsverarbeitungstheoretisches Modell der
Sprachwahrnehmung von Cutting und Pisoni (1978), dem die Annahme eines sensorischen Speichers („sensory information store") zugrunde
liegt. In diesem Speicher wird die auditorische Information für kurze
Zeit gespeichert, da die nachfolgenden Verarbeitungsschritte (auditorische und phonetische Merkmalsanalyse, Merkmalsspeicher und phonetische Merkmalskombination) teilweise parallel und nicht gleich schnell
verlaufen können. Nach Bishop kann als weitgehend gesichert angesehen
werden, dass frühe Schritte der Weiterleitung und Verarbeitung akus-
tischer Informationen bei sprachentwicklungsgestörten Kindern im Allgemeinen nicht beeinträchtigt sind. Bishop nimmt deshalb Defizite auf
einer höheren Stufe der Verarbeitung an (Uwer, 2000: 29).

Im Weiteren wird hier argumentiert, dass die sprachlich vermittelte Aufgabenstellung, die immer ein Teil eines behavioralen bzw. neuropsychologischen Untersuchungsdesigns ist, Anforderungen an höhere kognitive
Verarbeitungsschritte stellt. So hatten die Kinder in den Tallal-Aufgaben
bei spezifischen Stimulus-Aspekten auf einen Knopf zu drücken. Die Zuordnung von Tasten musste jedoch zunächst richtig erinnert werden.
Dies würde wiederum bedeuten, dass die motorische Reaktion nie nur
durch Eigenschaften des Stimulus, sondern auch durch die Aufgabenstel-

lung ausgelöst wird. Eine Aufgabenstellung impliziert auch eine bewusste Steuerung von Verarbeitungsschritten, die deutlich mehr Kapazität beansprucht und Ressourcen bindet, was schließlich zu Überlastungsphänomenen und Verlangsamung entsprechender Verarbeitungsprozesse führen dürfte.

Laut der o. g. Interpretation von Bishop dürften die behavioral mehrfach berichteten Verarbeitungsschwierigkeiten auditiver nonverbaler Stimuli im mismatch-Design nicht auftreten. Als Unterstützung für diese These nennt Bishop die Untersuchungen von Stefanatos, Greeen & Ratcliff (1989) und Tomblin, Abbas, Records & Brenneman (1995). Dort wurden keine Unterschiede in dem EKP auf einen frequenzmodulierten Ton zwischen SES- und Kontrollkindern gefunden (Bishop, 1997: 77).

Als interessant erscheint mir in diesem Zusammenhang die Studie von Neville, Coffey, Holcomb und Tallal (1993). Den Kindern (SES: n=22, KK: n=12; Alter: 9 J.) wurden hier in einer Sequenz von 2000 Hz-Tönen (Dauer: 50 ms) die Target-Töne in der Frequenz von 1000 Hz (Auftretenshäufigkeit: 10%) präsentiert, und das ISI variierte zwischen 200–2000 ms. Auch hier wurden keine Differenzen zwischen den beiden Untersuchungsgruppen in den Komponenten des EKPs gefunden, weder in der Amplitude noch in der Latenz bei kurzen ISIs. Die Autoren bemerken aber zugleich, dass bei denselben sprachentwicklungsgestörten Kindern in einer behavioralen Untersuchung mittels „Tallal´s repetition test" Defizite in der schnellen auditiven Verarbeitung nachweisbar waren. Das gleiche Ergebnis ist auch einer späteren Untersuchung von Uwer (2000) zu entnehmen. Die Autorin fand keine Veränderungen im MMN-Design in Bezug auf reine Sinustöne, Unterschiede zwischen den sprachentwicklungsgestörten und sprachunauffälligen Kindern waren hingegen in der Silbenbedingung nachweisbar (siehe dazu schon im Kapitel 2.4.4).

In die zentral-auditive Verarbeitung sprachlicher Stimuli sind immer Rückgriffe auf sprachliches Musterwissen involviert, welches den Einbezug höherer kognitiver Verarbeitungsebenen impliziert. Genauer gesagt muss, im Rahmen der basalen sensorischen Verarbeitung der Reizstrom segmentiert und identifiziert werden. Diese Muster, auf die fortlaufend bei der Merkmalsanalyse (eines Äußerungsbestandteils bzw. der Äußerung) zurückgegriffen wird, wirken wie ein Filter: Der laufende Kontext unterdrückt den irrelevanten bzw. unpassenden Input, während der relevante Input weiter und leichter weiterverarbeitet wird. Vorstellbar ist hier, dass sprachliche Merkmale eine top-down Feedback-Schleife von der Merkmalsebene über das engravierte Lexikon auf höherer kognitiver Ebene aktivieren, die auf die dem Generierungsprozess der MMN zugrunde liegenden sensorischen Spuren zurückwirkt. Diesem Lexikon sind alle linguistischen, also auch grammatikalischen Feinheiten der menschlichen Sprache inhärent. Es bleibt zunächst unklar, was die Feedback-Schleife aktiviert, dies müssen weitere Untersuchungen zeigen (siehe dazu die Abbildung 3)[22]. Auch Bishop (1997) bemerkt:

> „In effect, we would argue that there is a problem in encoding the auditory sensory trace, but this would be a top-down problem, caused by lack of facility with verbal labels, rather than a bottom-up problem in processing sensory information. Insofar as perceptual deficits are found for speech stimuli, a top-down account is even easier to formulate, because it could be argued that stimulus encoding is facilitated by good phonemic awareness" (Bishop, 1997: 79).

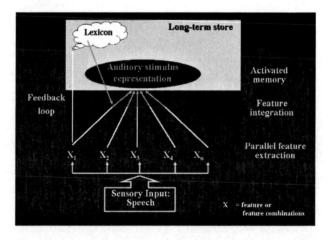

Abbildung 3: Der „language-specific tuning effect" (Kohls & Zachau et al., 2003).

---

[22] Dazu schon Schröger et al. (2003): „.... information can not only be transferred in a bottom up way from sensory-memory stages to higher processing levels but that also information from short- and long-term stores may influence sensory-memory operations" und weiterhin bemerken die Autoren: „We believe that the bottom-up transfer represents the main road in information transfer between different memories but that the top-down transfer can assist sensory-memory operations and that this feedback may improve the quality of information that is fed from sensory memory to subsequent processing stages"(Schröger et al., 2003: 393).

Wenn nun solche höheren kognitiven Verarbeitungsschritte gestört sind und wenn deren Endkodierungsgeschwindigkeit herabgesetzt ist, dann lässt sich daraus schlussfolgern, dass der vergleichende Rückgriff auf das Arbeitsgedächtnis so spät erfolgt, dass die dort „wartenden" Stimulus-Repräsentationen bereits wieder verloschen sind und die Vergleichsprozesse nicht mehr hinreichend differenziert durchgeführt werden können.

2.5 Nachfolgeprobleme

Spezifische Sprachentwicklungsstörung wird häufig mit Schulleistungsproblemen verknüpft. Diese Verknüpfung ist in erster Linie über die Komorbidität mit Lese- und Rechtschreibschwäche zu erklären (Cantwell & Baker, 1987; Barthlen-Weis & Breuer-Schaumann, 1994; Flax et al., 2003; McArthur, Hogben, Edwards, Heath & Mengler, 2000). Dazu kommen auch Leistungsprobleme im Bereich des Kurzzeitgedächtnisses, der Konzentrationsfähigkeit sowie im Lösungsverhalten (zu schlechteren mathematischen Leistungen der SES-Kinder siehe in: Fazio, 1999 und Manor et al., 2001).

Ausgehend davon, dass die Verarbeitung sprachlicher Informationen für den Wissenserwerb und für das schulische Lernen von zentraler Bedeutung ist, gilt die Entstehung schulischer Probleme bei sprachentwicklungsgestörten Kindern als unausweichliche Folge. Stanovich (1986) spricht in diesem Zusammenhang von der „schulischen erlernten Hilflosigkeit", die umso stärker ausgeprägt ist, je schwerwiegender die Sprachprobleme der Kinder sind.

Insgesamt ist von gravierenden Schulleistungsproblemen bei 50–90% der SES-Kinder die Rede (Esser, 1991; Haynes & Naidoo, 1991; Rescorla, 2000). Bei vielen erweitert und wandelt sich das Erscheinungsbild in Richtung einer Lernbehinderung (Dannenbauer, 1993).

Aus der Literatur geht zudem hervor, dass sich bei mindestens der Hälfte sprachentwicklungsgestörter Kinder überzufällig häufig begleitende Verhaltensstörungen aufzeigen lassen (Esser et al., 1983; Beitchman et al., 1986; Cohen, Barwick, Horodezky, Vallance & Im, 1998). Diese Auffälligkeiten reichen vom Fingernägelkauen, Einnässen, Essstörungen, Tics, Depressionen, Aggressivität, Ängstlichkeit bis hin zu Aufmerksamkeitsstörungen und hyperaktivem Verhalten. Bei einem anderen Teil der Kinder ähnelt ihr Verhalten frühkindlichem Autismus. Sie ziehen sich zurück, zeigen einen eingeschränkten Blickkontakt, zwanghaftes Verhalten und/ oder ein stereotyp repetitives Spielverhalten (Noterdaeme, 2001).

In diesem Zusammenhang stellt sich die Frage, inwieweit sprachliche Defizite bei den Kindern zu psychosozialen Auffälligkeiten führen können.

Da die Sprache bei sprachentwicklungsgestörten Kindern nicht hinreichend ihre Affekte kontrollierende Funktion erfüllen kann, ist die Verhaltensweise dieser Kinder häufig als unangemessen zu bezeichnen. Die soziale Umwelt interpretiert dies negativ, so dass die betroffenen Kinder als sozial unreif und kognitiv beschränkt wahrgenommen werden. Zusätzlich wirken schulische Probleme sowie die Eltern-Kind-Interaktion sich in ungünstiger Weise auf die emotionale Befindlichkeit der Kinder aus. Sprachentwicklungsgestörte Kinder haben auch Schwierigkeiten, Kommunikation zu initiieren und diese aufrecht zu erhalten, insbesondere mit gleichaltrigen Kindern, so dass keine funktionierenden Freundschaften entstehen können. Eine solche Kombination von Misserfolgen, sowohl im sozial-interaktiven Bereich als auch im schulischen Leistungsbereich, macht die betroffenen Kinder emotional labil, häufig mit der Folge psychosozialer Auffälligkeiten im Verhalten. Damit wäre die These belegt, dass sich die anfänglich noch isoliert erscheinende Sprachentwicklungsstörung zum kumulativen Entwicklungsproblem entwickeln kann (dazu das Modell der sozialen Konsequenz „Sozial Consequences Account", Grimm, 1999: 153).

Komorbidität mit Aufmerksamkeitsdefizit/Hyperaktivitätsstörung (ADHS)[23]

Zu den häufigsten psychischen Problemen sprachentwicklungsgestörter Kinder gehören Aufmerksamkeitsdefizite, die neben der Sprachstörung zusätzlich die schulische Entwicklung der Kinder beeinträchtigen. Baker und Cantwell (1982) berichten bei 52% sprech- und sprachgestörter Kinder ihrer Studie starke Aufmerksamkeitsstörungen, davon erfüllten 16% der Kinder Diagnosekriterien für „attention deficit disorder" (ADD)[24]

---

[23] Um Ungenauigkeiten besonders in Hinblick auf die Zuweisungskriterien zu verhindern, hat man sich beim ICD-10 auf Forschungskriterien geeinigt, mit denen die Zuordnung zu den beiden Klassifikationssystemen ICD-10 und DSM-IV vergleichbar ist. Aus diesem Grund wird in der vorliegenden Arbeit durchgängig der Begriff einer Aufmerksamkeitsdefizit- und Hyperaktivitätsstörung (ADHS) verwendet.

[24] „Attention deficit disorder" (ADD) – in dem deutschen Sprachgebrauch: „Aufmerksamkeitsdefizitsyndrom" (ADS) ohne Hyperaktivitätsstörung.

nach DSM-III. Auch die Ergebnisse einer späteren Untersuchung der Autoren mit 600 sprachentwicklungsgestörten Kindern (Alter: 1–16 J.) deuten auf das überzufällig häufige Auftreten von SES und ADHS hin (Cantwell & Baker, 1991). In einer weiteren Studie untersuchten Berger et al. (1990) 113 männliche SES-Probanden mit einer normalen Intelligenz und stellten bei 44% der Jungen eine Aufmerksamkeitsdefizit-/Hyperaktivitätsstörung fest. Ähnliches findet sich bei von Suchodoletz und Kleiner (1998). Nach diesen Autoren werden bei etwa 30–50% sprachentwicklungsgestörter Kinder psychische Auffälligkeiten angegeben, vorrangig Konzentrationsstörungen, motorische Unruhe und oppositionell-aggressives Verhalten. Auch Noterdeame & Amorosa (1999) konnten bei der Evaluierung von emotionalen und behavioralen Problemen mittels CBCL in einer Gruppe von 83 SES-Kindern bei 66 dieser Kinder psychiatrische Diagnosen stellen. 12 Kinder dieser Stichprobe wiesen ADS und 30 Kinder ADHS auf. D´lncau et al. (2000) stuften hingegen die Probanden ihrer Studie in drei Gruppen ein: SES, ADHS und eine gemischte Gruppe mit SES und ADHS, und konnten dabei 12 von 59 Studienkindern (33,6%) als komorbid klassifizieren. Als interessant erweist sich in diesem Zusammenhang auch das Ergebnis von Kovac (2001), demnach ist bei SES-Kindern mit der komorbiden ADHS die Wahrscheinlichkeit sprachentwicklungsgestörte Verwandte ersten Grades zu haben größer als in der SES-Gruppe ohne eine solche Komorbidität.

Aus der einschlägigen Literatur geht gleichzeitig hervor, dass auch umgekehrt Kinder mit der Diagnose einer ADHS als Risikokinder für die Entwicklung von Sprachentwicklungsstörungen eingestuft werden. So fand beispielsweise Thorley (1984) bei 30% der ADS-Kinder begleitende sprachliche Defizite. Bei der Untersuchung einer größeren Kohorte von 3208 Kindern (Alter: 6–11 J.) konnten Tirosh und Cohen (1998) bei 45% der Kinder mit ADHS zugleich eine Sprachentwicklungsstörung diagnostizieren. Nach den Autoren trat diese Komorbidität stärker bei Mädchen als bei Jungen auf (vgl. dazu schon Berry et al., 1985). Trautman, Giddan und Jurs (1990) fanden hingegen bei 68% der Kinder mit ADS und ADHS sprachliche Defizite. Ähnliches berichten schon Love und Thompson (1988). Diese Autoren untersuchten eine klinische Stichprobe von 85 ADS-Kindern und konnten bei 55 dieser Kinder (66%) eine Sprachentwicklungsstörung feststellen. Aus einer Untersuchung mit 65 ADS-Kindern (Alter: 6–15,3 J.) berichten Baker und Cantwell (1992), dass 78% der Kinder Artikulationsprobleme hatten, bei 58% eine expressive und bei 34% eine rezeptive Sprachstörung vorlag. Zusammenfassend spricht D´lncau (2000) in einem Literaturüberblick von 34 bis 90% an ADHS-Patienten, die zugleich Diagnosekriterien für eine Sprachentwicklungsstörung erfüllen.

Damit scheint die Assoziation zwischen Sprachentwicklungs- und Aufmerksamkeitsstörungen sowohl in phänomenologischer als auch epidemiologischer Hinsicht hinreichend belegt zu sein. Zu betonen ist dabei, dass diese Beobachtung überwiegend auf klinischen Inanspruchsnahmepopulationen basiert. Weitgehend ungeklärt bleibt jedoch, in welchem kausalen Zusammenhang die Sprachentwicklungsstörungen zu den Aufmerksamkeitsstörungen stehen. Hier sind sowohl wechselseitige funktionelle Beeinflussungen (das heißt die eine Störung bedingt die andere als Folge) als auch zugrunde liegende basale Defizite denkbar, die sich auf die Ausbildung beider Störungen auswirken (Tannock & Schachar, 1996). Der Umstand, dass sich die Assoziation von ADHS und SES schon in der frühen Entwicklung (im Vorschulalter) beobachten lässt, spricht für die zweite Möglichkeit (Hinshaw, 1992). In den Untersuchungen der letzten Jahre wurde vorrangig der Einfluss zentral-auditiver Verarbeitungsdefizite auf die beiden Störungsbilder diskutiert.

2.6 Zusammenfassung

Nach der Definition ist eine spezifische Sprachentwicklungsstörung ein Defizit des Spracherwerbs bei durchschnittlich allgemeinen intellektuellen Fähigkeiten, das sich nicht durch neurologische Erkrankungen, sensorische Beeinträchtigungen oder ungünstige Umweltfaktoren erklären lässt. Die Auffälligkeiten betreffen einen verspäteten Beginn, Wortschatzarmut, Verstehensschwierigkeiten, sowie Defizite im Bereich der Phonologie, der Morphologie und der Syntax. Von einer spezifischen Sprachentwicklungsstörung ist bei ca. 6–8% der Vorschulkinder die Rede, wobei sich die Jungen als bemerkbar vulnerabler für die Entwicklung von Sprachentwicklungsstörungen zeigen.

Trotz der intensiven Forschung ist es immer noch weitgehend unklar, worauf diese Störungen des Spracherwerbs zurückzuführen sind. Diskutiert werden Erklärungsmodelle, die sich nicht notwendig ausschließen müssen und deren Ansätze von genetischen und neuroanatomischen über pezeptuelle und kognitive Defizite bis hin zu rein sprachlichen Spracherwerbsstörungen reichen. In den letzten Jahren gewann insbesondere Tallals Hypothese eines zeitlichen Diskriminationsdefizits als pathogenetischer Hintergrund von Sprachentwicklungsstörungen an Bedeutung. Diese Ergebnisse werden jedoch in der Literatur kontrovers diskutiert.

Für die spezifisch sprachentwicklungsgestörten Kinder ergeben sich zudem schwerwiegende Risiken in der kommunikativen, sozio-emotionalen und kognitiven Entwicklung, die sich mit zunehmendem Alter potenzieren. In diesem Zusammenhang wird insbesondere auf die überzufällig häufige Assoziation von Sprachentwicklungs- und Aufmerksamkeitsstörungen hingewiesen (ca. 50%). Im Folgenden wird das komorbide Störungsbild Aufmerksamkeitsdefizit-/Hyperaktivitätsstörung (ADHS) dargestellt.

3 Aufmerksamkeitsdefizit-/Hyper-aktivitätsstörung (ADHS)

3.1 Definition, Prävalenz und Verlauf

Definition

Die Aufmerksamkeitsdefizit-/Hyperaktivitätsstörung stellt zusammen mit Störungen des Sozialverhaltens die häufigste psychische Störung im Kindesalter dar. Sie ist durch Impulsivität, Hyperaktivität und Aufmerksamkeitsschwäche gekennzeichnet. Diese Auffälligkeiten müssen bereits vor dem 6. Lebensjahr auftreten und sind in mehreren Situationen und Lebensbereichen konstant nachzuweisen, so beispielsweise in der Interaktion mit der Familie, im Kindergarten, in der Schule oder auch in der Untersuchungssituation (Döpfner et al., 2000; Houghton et al., 1999; Schachar, Mota, Logan, Tannock & Klim, 2000).

Die beeinträchtigte Aufmerksamkeit zeigt sich darin, dass Aufgaben vorzeitig abgebrochen und Tätigkeiten nicht beendet werden. Die Kinder wechseln häufig schnell von einer Aktivität zu einer anderen, wobei sie anscheinend das Interesse an einer Aufgabe verlieren, sowie sie zu einer anderen hingelenkt werden. Die Ruhelosigkeit der Kinder zeigt sich besonders in Situationen, die relative Ruhe verlangen z. B. in Aufstehen und Umherlaufen bei Tisch oder im Unterricht, in Wackeln oder Zappeln mit Armen oder Beinen im Sitzen und in der Neigung zu situationsunangemessenem Reden. Es werden zudem angegeben: wahlloses Ansprechen von Personen und fehlendes Einfühlen in die sozialen Erwartungen Dritter, impulsive Missachtung sozialer Regeln (Einmischung, Beantworten noch nicht vollständig gestellter Fragen und Nicht-Abwarten-Können

vorgegebener Reihenfolgen), Unbekümmertheit in gefährlichen Situationen, motorische Ungeschicktheit, erhöhte Unfallhäufigkeit, Disziplinpro-
bleme, Unbeliebtheit unter Gleichaltrigen, niedriges Selbstwertgefühl,
Auffälligkeiten in der Sprachentwicklung sowie Lernschwierigkeiten (Steinhausen, 2000: 12) [25].

Kriterien für die Diagnose enthalten beide derzeit gültige internationale Klassifikationssysteme ICD-10 (1993) und DSM-IV TR (2000). Beide Diagnosesysteme unterscheiden sich nur unwesentlich in der Definition der einzelnen Kriterien, wohl aber in der Bestimmung der Anzahl und der Kombination dieser Kriterien, die für die Diagnose der
ADHS vorliegen müssen. Das ICD-10 fordert für die Diagnose einer
Störung von Aktivität und Aufmerksamkeit (F90.0) sowohl Störungen
der Aufmerksamkeit als auch Störungen der Impulskontrolle und Störungen der Aktivität. Sind zusätzlich die Kriterien einer Störung des Sozialverhaltens erfüllt, dann wird eine hyperkinetische Störung des Sozialverhaltens (F90.1) diagnostiziert. Außerdem besteht im ICD-10 die Kategorie einer nicht näher bezeichneten hyperkinetischen Störung bzw.
Aufmerksamkeitsdefizit-/Hyperaktivitätsstörung, die dann gewählt werden kann, wenn einzelne Kriterien nicht voll erfüllt sind. Demgegenüber
unterscheidet das DSM-IV zwischen dem gemischten Subtypus der Auf-
merksamkeitsdefizit-/Hyperaktivitätsstörung, bei dem wie im ICD-10 alle Kernsymptome auftreten, dem vorherrschend unaufmerksamen Subtypus und dem vorherrschend hyperaktiv-impulsiven Subtypus.

ICD- 10[26]:

F90.0 einfache Aktivitäts- und Aufmerksamkeitsstörung
F90.1 hyperkinetische Störung des Sozialverhaltens
F90.8 andere hyperkinetische Störungen
F90.9 nicht näher zu bezeichnete hyperkinetische Störung

DSM- IV[27]:

314.01 (F90.0) Aufmerksamkeitsdefizit-/Hyperaktivitätsstörung, Misch-
typus

---

[25] Vgl. auch Steinhausen, 2002.

[26] World Health Organization: The ICD-10 classification of mental and behavioural
disorders. Diagnostic criteria for research, 1993.

[27] American Psychiatric Association: Diagnostic and statistical manual of mental
disorders, DSM-IV TR (Text Revision), 2000.

314.00 (F98.8) Aufmerksamkeitsdefizit-/Hyperaktivitätsstörung, vorwiegend Unaufmerksamer Typus
314.01 (F90.1) Aufmerksamkeitsdefizit-/Hyperaktivitätsstörung, vorwiegend Hyperaktiv-Impulsiver Typus

Prävalenz

Allgemeine Aufmerksamkeitsschwierigkeiten und Konzentrationsprobleme werden im Grundschulalter bei 10 bis 40% der deutschen Schüler wesentlich häufiger als bei der Gesamtpopulation beschrieben (Ministerium für Arbeit, Gesundheit und Soziales, NRW 1988). In einer deutschen bundesweit repräsentativen Stichprobe wurden Kernsymptome einer ADHS (Unruhe, Aufmerksamkeitsstörung, Impulsivität) im Urteil der Eltern bei 3 bis 10% aller Kinder im Alter von 4–10 Jahren als vorhanden eingeschätzt (Lehmkuhl et al., 1998). In einer weiteren Studie an deutschen Grundschulen konnten Baumgaertel et al. (1995) auf der Grundlage eines Lehrerfragebogens nach DSM-IV eine Rate von 17,8% an betroffenen Kindern feststellen, wobei 4,8% eine Störung vom gemischten Subtypus, 3,9% eine Störung vom vorherrschend hyperaktiv-impulsiven Subtypus und 9% eine Störung vom vorherrschend unaufmerksamen Subtypus aufwiesen. Esser und Schmidt (1986) gelangen in ihrer Längsschnittuntersuchung zu einer Prävalenz von 3-4% an Kindern mit ADHS im Alter zwischen 8 und 13 Jahren. Brühl und Mitarbeiter (2000) berichten in einer Studie aus neuerer Zeit, dass die Häufigkeit des Auftretens einer Aufmerksamkeitsdefizit-/Hyperaktivitätsstörung bei deutschen Kindern im Alter von 6 bis 10 Jahren nach DSM-IV bei 6% und nach ICD-10 bei 2,4% liegt.

Ähnliche Prävalenzen werden aus dem anglo-amerikanischen Sprachraum berichtet. Das DSM-IV schätzt die Auftretenshäufigkeit situationsübergreifender Aufmerksamkeitsdefizit-/Hyperaktivitätsstörungen im Schulalter auf 3-5% (Scahill, Schwab & Stone, 2000; NIH - Consensus Development Panel, 2000). Nach ICD-10 liegen die Zahlen deutlich darunter, so werden bei Taylor (1996) Störungen solcher Art nur bei 1,7% aller Jungen im Grundschulalter festgestellt. Laut Angaben von National Health & Medical Research Council (1996) und National Institute of Health (2000) liegen die Schätzungen für das Schulalter zwischen 3 und 9% .

Zu bemerken ist in diesem Zusammenhang, dass Jungen deutlich häufiger als Mädchen von der ADHS-Symptomatik betroffen sind. Das Verhält-

nis zwischen den Geschlechtern wird in den meisten Studien zwischen
3:1 und 9:1 angegeben (Döpfner et al., 2000:6).

Verlauf

Die Anamnese bezüglich des Störungsbildes weist bis in das Säuglings-
alter zurück. Die Kinder werden oft als unausgeglichen und wenig adap-
tativ beschrieben. Sie fallen durch Ess- und Schlafprobleme auf und zeigen ein allgemein erhöhtes, instabiles psychophysiologisches Aktivitätsniveau. Erst ab dem Alter von drei Jahren ist eine Abgrenzung der Symptome einer ADHS von Normvarianten des Verhaltens kleiner Kinder
prinzipiell möglich, wenn auch in Einzelfällen schwierig.

Die relativ hohe Stabilität der Symptomatik vom Vorschulalter bis ins
Grundschulalter hinein ist in mehreren Studien nachgewiesen worden
(McGee et al., 1992; Ornoy et al., 1993). Zu diesem Zeitpunkt lassen
sich Kinder mit einer stabilen Störung durch eine stärker ausgeprägte
Hyperaktivität und Aufmerksamkeitsschwäche, durch erhöhte Aggressivität und eine erhöhte Rate an negativen Eltern-Kind-Interaktionen
von jenen unterscheiden, bei denen sich die ADHS-Symptome in den
folgenden 3 Jahren vermindern. Aus diesem Alter werden auch gehäuft
Entwicklungsrückstände in der motorischen Entwicklung, der Sprachentwicklung und in der Entwicklung der visuellen Wahrnehmungsfähigkeit
berichtet.

Mit dem Schuleintritt nehmen die Probleme der ADHS-Kinder häufig
schlagartig zu. Die Problematik verlagert sich vor allem auf den Lern-
und Leistungsbereich, zum Vorschein kommen Aufmerksamkeitsschwäche
und kognitive Impulsivität. Es zeichnen sich erste schulische Probleme
ab, und es wird von Konflikten mit Gleichaltrigen berichtet; die ADHS-
Kinder sind häufig Außenseiter und haben nur wenige Freunde.[28]

Im Jugendalter lässt die motorische Hyperaktivität langsam nach, während Aufmerksamkeitsstörungen und Impulsivität bestehen bleiben. Klas-
senwiederholungen, Sonderbeschulungen, Schulverweise und Schulabbrü-
che werden in dieser Gruppe deutlich häufiger als bei unauffälligen Kindern beobachtet, und die Schule wird oftmals mit einem niedrigeren Abschluss beendet. Ein weiteres Problem stellt in diesem Alter ein vermehr-
ter Alkohol- und Drogenmissbrauch dar. Der Anteil der mit ADHS dia-

---

[28] Als interessant zeigt sich in diesem Zusammenhang das Ergebnis einer Untersuchung von Mash und Johnston (1983), die nachweisen konnten, dass das negative
Interaktionsverhalten der ADHS-Kinder sogar gegenüber Geschwistern um das Viel-
fache erhöht ist.

gnostizierten Jugendlichen, die dissoziale Störungen[29] des Sozialverhaltens entwickeln, liegt in Deutschland bei etwa 40% (August et al., 1983; Schmidt et al., 1991). Studien aus den USA berichten teilweise deutlich höhere Dissozialitätsraten (Barkley, 1990; Moffitt, 1990). Die Jugendlichen mit einer ADHS-Diagnose weisen zudem ein signifikant höheres Risiko auf, weitere psychische Störungen zu entwickeln.

Einzelne ADHS-Symptome persistieren in etwa 50 bis 80% der Fälle bis in das Erwachsenenalter hinein. Schwierigkeiten mit Aufmerksamkeit und Konzentration bleiben bestehen. Aus Hyperaktivität wird jetzt Inaktivität, gepaart mit Nervosität. Ausgeprägte psychische Labilität, niedrige Stresstoleranz, fehlende Ausdauer, Egoismus, z. T. unbegrenzte Großzügigkeit, führen zu Unzuverlässigkeit und schnell wechselnden Freundschaften und Bindungen. Suchttendenzen (Spiel-, Kauf-, Drogen-, Alkoholsucht) können schließlich Beruf und Karriere verhindern oder zerstören (Überblick bei Steinhausen, 1995, 2002; Döpfner et al., 2000; Döpfner, 2000; Barkley, 1998, 2002).

Zusammenfassung

Als Leitsymptome der Aufmerksamkeitsdefizit-/Hyperaktivitätsstörung (ADHS) werden Impulsivität, Hyperaktivität und Aufmerksamkeitsschwäche bezeichnet. Diese Auffälligkeiten müssen nach den Diagnosekriterien vor dem 6. Lebensjahr situationsübergreifend auftreten. Die Symptomatik von ADHS scheint auch ein zeit- und kulturunabhängiges Phänomen zu sein; es wird von 3-9% betroffenen Kindern gesprochen. Dabei zeigen sich Jungen eindeutig als viel vulnerabler im Vergleich zu Mädchen. Die Aufmerksamkeitsdefizit-/Hyperaktivitätsstörung ist zudem als ein chronisches, von der frühkindlichen Entwicklung bis in das Erwachsenenalter persistierendes Störungsbild zu bezeichnen.

3.2 Sprachverarbeitungsdefizite bei ADHS

Laut Spallek (2001) reichen die sprachlichen Probleme der ADHS-Kinder von zu spätem Sprechenlernen[30] über fehlerhafte Lautbildung, Grammatik, Stottern, Poltern, Schwierigkeiten bei der Wortfindung bis hin

---

[29]Dissozial – (psych.) aufgrund eines bestimmten Fehlverhaltens nicht oder nur bedingt in der Lage, sich in die Gesellschaft einzuordnen; zit. nach Duden „Deutsches Universal Wörterbuch" 3. Auflage, 1996

[30]Verspäteter Sprachbeginn wurde bei 6% bis 35% der ADHS-Kinder beobachtet. Vgl. dazu Hartsough & Lambert (1985); Gross-Tsur, Shalev & Amir (1991); Ornoy, Uriel & Tennenbaum (1993).

zur Beeinträchtigung, Sprache verständlich wiederzugeben. Die Autorin weist auch darauf hin, dass ADHS-Kinder unter einem nicht kontrollierbaren Rededrang leiden (Ludlow, Rapoport, Bassich & Mikkelsen, 1980; Cunningham, Siegel & Offord, 1985; Madan-Swain & Zentall, 1988)[31]. Es ist zudem – aufgrund ihrer Aufmerksamkeitsstörung – den Kindern nicht möglich, sich über längere Zeit auf ein Thema zu konzentrieren. Sie zeigen auch mangelndes Selektionsvermögen bezüglich wesentlicher Kommunikationsinhalte; bei Erzählungen und Berichten fehlt meist das Wesentliche. In der Fachliteratur wird ebenfalls auf die Probleme von ADHS-Kindern in Bezug auf Sprechflüssigkeit, Stimmqualität, Sprechtempo und Artikulation hingewiesen (Tannock & Schachar, 1996).

Behaviorale Daten

Sprachliche Fähigkeiten der ADHS-Kinder (versus unauffällige Kontrollkinder; jeweils 11, Alter: 6–8 J.) untersuchten Kim und Kaiser (2000) und setzten dazu neuropsychologische Testverfahren ein. Die ADHS-Diagnosegruppe erbrachte schlechtere Leistungen in Aufgaben zur Wortartikulation und in allen anderen sprachlichen Subtests von TOLD-2 Primary („Test of Language Development-2 Primary"). Auch die Aufgabe „Sentence Imitation" stellte sich als überdurchschnittlich schwierig für die Probanden dieser Diagnosegruppe heraus. In der freien Konversation mit erwachsenen Partnern wurden pragmatische Defizite bei ADHS-Kindern beobachtet. Diese Beobachtung konnte jedoch durch die Ergebnisse aus dem „Test of Pragmatic Language" (TOLP) nicht bestätigt werden. Schlussfolgernd liefern diese Ergebnisse den Beweis dafür, dass Kinder mit ADHS mehr Probleme in der expressiven als in der rezeptiven Sprache haben. Ein ähnliches Ergebnis wurde schon aus einer früheren Studie von Kim (1999) berichtet.

Von Oram, Fine, Okamoto und Tannock (1999) wurden 25 ADHS-Kinder im Vergleich zu Kindern mit ADHS und SES (n=28) sowie gesunden Kontrollkindern (n=24; Alter 7–11 J.) mit drei standardisierten sprachlichen Testverfahren untersucht: Dem „Test of Word Finding" (TWF), dem „Auditory Analysis Test" und dem „Clinical Evaluation of Language Fundamentals-Revised" (CELF-R). Die Kinder der Diagnosegruppe ADHS wurden aufgrund der Ergebnisse von „rezeptive languge or expressive language CELF-R quotients" als nicht sprachentwicklungsgestört iden-

---

[31] Es ist aus zahlreichen Untersuchungen bekannt, dass der Rededrang dieser Kinder unter medikamentöser Behandlung reduziert wird. (Vgl. dazu Barkley et al., 1983; Swanson et al., 1998; Hoagwood, Kelleher, Feil & Comer, 2000.)

tifiziert, ihre Leistungen in den anderen sprachlichen Subtests wie „Formulated Sentences", „Word Structure" und „Sentence Assembly" waren jedoch schlecht. Die größten Schwierigkeiten bereitete den Kindern der CELF-R Subtest „Formulated Sentences". Die Ergebnisse der Kinder lagen in dieser Aufgabe eine Standardabweichung unter dem Durchschnitt der normativen Gruppe.

Konversationsprofile

Barkley und Mitarbeiter (1983) beobachteten die Mutter-Kind-Konversationen von 18 neunjährigen Kindern mit ADHS im Vergleich zu normal entwickelten gleichaltrigen Kindern (Äußerungszahl, durchschnittliche Zahl von Silben u.s.w.) und fanden keine gravierenden Abweichungen in den Produktionen der ADHS-Kinder. Zentall (1988) verglich die Sprachproduktion von 22 neunjährigen ADHS-Kindern und der gematchten Kontrollgruppe in Hinblick auf Zahl der Wörter, grammatikalische Fehler sowie Wiederholungen, die beim Nacherzählen einer Geschichte produziert wurden und kam zu dem gleichen Ergebnis wie Barkley. Auch Ludlow und Mitarbeiter (1980) konnten in einer Untersuchung mit 12 ADHS-Jungen und 12 Kontrollkindern (Alter: 6-12 J.) mittels 21 sprachlichen Aufgaben (*mean length of utterance* – MLU, Wort pro Minute, Grammatik u.s.w.) nur sehr wenige Differenzen in der Sprache zwischen den beiden Stichprobegruppen aufzeigen. Nach den Autoren scheint jedoch charakteristisch zu sein, dass Kinder mit der ADHS-Diagnose im Vergleich zu gesunden Kindern kürzere Geschichten erzählen.

„... the younger hyperactive subjects were delayed in their use of complex linguistic structures in their spontaneous speech" – so dazu die Autoren (Ludlow et al., 1980: 194).

In einer Studie aus neuester Zeit verglich Sean (2004) Konversationsprofile von Kindern mit ADHS (n=10), SES (n=10) und von Kontrollkindern (n=13; Alter: 5,0–8,2 J.). Der Schwerpunkt dieser Analyse lag auf Merkmalen wie Sprechtempo, Formulieren von Äußerungen, lexikalische Verschiedenheit, durchschnittliche Äußerungslänge und morphosyntaktische Entwicklung. Die ADHS-Kinder zeigten Schwierigkeiten beim Formulieren von Äußerungen; die Leistung der sprachentwicklungsgestörten Kinder glich in dieser Aufgabe der von gesunden Kontrollkindern. Die SES-Kinder erwiesen sich hingegen bei der lexikalischen Verschiedenheit als auffällig, und dies betraf insbesondere die jüngeren

Kinder. Bei den ADHS-Kindern wurden in diesem Bereich keine Probleme festgestellt. In der SES-Diagnosegruppe konnte auch überdurchschnittlich häufig eine reduzierte durchschnittliche Äußerungslänge (*mean length of utterance* – MLU) als in der Diagnosegruppe mit ADHS nachgewiesen werden. Weiterhin zeigten die sprachentwicklungsgestörten Kinder Schwierigkeiten mit der Tempus-Markierung („composite tense"), wohingegen die 5–8-jährigen gesunden Kinder sowie viele der ADHS-Kinder solche Markierungen beherrschten. Es wurden auch schnelle Sprechraten der ADHS-Kinder beobachtet, während die Kinder mit SES eher zu einem langsamen Sprechtempo tendierten.

Schlussfolgernd sieht Sean (2004) die Ergebnisse seiner Studie als übereinstimmend mit „the executive dysfunction hypothesis of language limitations associated with ADHD" von Tannock und Schachar (1996) an. Es wird hier deutlich, dass sich die linguistischen Profile bei ADHS und SES voneinander unterscheiden. Als den klinischen Marker für die exekutive Dysfunktion sieht Sean Schwierigkeiten der ADHS-Kinder beim Formulieren von Äußerungen an. Die Autorin spricht sich auch für die Notwendigkeit der Durchführung von Konversationsanalysen bei der Differentialdiagnose der beiden Störungsbilder sowie bei der Identifikation einer solchen Komorbidität aus (Sean, 2004: 121).

Narrative Fähigkeiten

Die narrativen Fähigkeiten der ADHS-Kinder wurden von Tannock, Purvis und Schachar (1993) überprüft. Dabei sollten die Probanden (30 Jungen, Alter: 7–11 J.) zwei von der Kassette abgespielte Volksmärchen mit eigenen Worten nacherzählen. Im Vergleich zu den gesunden Kindern waren die von den ADHS-Kindern erzählten Geschichten schlechter strukturiert, weniger kohäsiv, enthielten wenige und viele inkorrekte Informationen: Die Kinder machten auch viele Fehler verschiedenen Typs. Nach den Autoren zeigten die ADHS-Kinder zwar schlechtere narrative Fähigkeiten im Vergleich zu den gesunden Kontrollkindern, im Verstehen von Geschichten unterschieden sich die beiden Gruppen jedoch nicht voneinander (vgl. dazu auch Dienske, DeJonge & Sanders-Woudstra, 1985; Zentall, 1988).

Diese Beobachtungen konnten auch bei einer späteren Untersuchung von Purvis und Tannock (1997) bestätigt werden. Neben den Kindern mit ADHS untersuchten die Autoren auch Kinder mit Leseschwierigkeiten, Kinder mit diesen beiden Störungen, sowie eine Vergleichsgruppe gesunder Kinder. Es war jedoch eine kleine Stichprobe, die insgesamt 50 Probanden umfasste. Die Schwierigkeiten der ADHS-Kinder beim Nacherzählen der Geschichte waren deutlich. Die Kinder machten viele Fehler und produzierten semantisch inadäquate Wortsubstitutionen. Aus standardisierten Sprachverarbeitungstests wurden hingegen Defizite in rezeptiver und expressiver Sprache berichtet, jedoch nur in der Diagnosegruppe ADHS plus Leseschwierigkeiten. Die Autoren diskutieren in diesem Zusammenhang, ob die mangelhafte narrative Produktion der ADHS-Kinder mit Defiziten in exekutiven Prozessen korreliert.

In Lorch et al. (1999) sollten die ADHS-Kinder zwei Geschichten lesen und diese dann nacherzählen. Es wurden dabei sowohl die Zahl der kausalen Beziehungen zwischen zwei Geschehnissen als auch der sogenannte rote Faden beobachtet. Die Unterschiede zwischen der ADHS-Diagnosegruppe und der Vergleichsgruppe waren hier deutlich. In einer späteren Untersuchung von Lorch et al. (2000) handelte es sich um Verstehen von Fernsehgeschichten. Die Probanden (ADHS-Jungen und gesunde Gleichaltrige; Alter: 7–12 J.) schauten sich eine Show in einem Raum an, in dem Spielzeug zugänglich war und eine andere Show in einem Raum ohne Spielzeug. Das Nacherzählen der Geschichte erfolgte nach jeder Show. Manche Informationen konnten beide Gruppen von Kindern genauso gut wiedergeben, unabhängig von den auftretenden Aufmerksamkeitsunterschieden. Wenn es jedoch darum ging, die Relationen zwischen den Geschehnissen zu erkennen, zeigte sich die reduzierte Aufmerksamkeit der ADHS-Gruppe als hindernd. Auch in der Vergleichsgruppe gesunder Kinder wurde die Aufmerksamkeit durch die Anwesenheit vom Spielzeug abgelenkt, dies korrelierte jedoch nicht mit der absteigenden Leistung beim Nacherzählen.

Ähnliches beobachten auch von Brock und Knapp (1996) und schlussfolgern daraus, dass die ADHS-Kinder

„may comprehend surface details adequately, but may show deficits on tasks that require relatively higher degrees of vigilance, effort and controlled processing"(Brock & Knapp, 1996: 173).

Zusammenfassung

Es gilt in der Fachliteratur als konsensfähig, dass sich bei Kindern mit ADHS überzufällig häufig auch sprachliche Defizite nachweisen lassen (siehe dazu schon im Kapitel 2.5). Anlässlich von Untersuchungen mittels neuropsychologischer Testverfahren wird auf rezeptive und expressive Sprachstörungen bei ADHS hingewiesen, wobei expressive Sprachstörungen häufiger anzutreffen sind (Beitchman et al., 1987; Berry et al., 1985; Baker & Cantwell, 1992; Tannock, Ickowicz, Oram & Fine, 1995). An diesen Studien wird jedoch kritisiert, dass viele von ihnen an kleinen Stichproben ohne geeignetes Matching bezüglich Alter, Intelligenz und der sehr wichtigen Rahmenbedingungen erhoben wurden, wodurch sie als wenig aussagekräftig gelten. Und weiterhin wurden in den meisten von ihnen standardisierte neuropsychologische Testverfahren oder Checklisten angewendet. Häufig waren es „non-linguistische" Aufgaben, bei denen nicht nur sprachliche Fähigkeiten, sondern auch solche wie Aufmerksamkeit, Impulskontrolle, Arbeitsgedächtnis, Planung und Organisation abgefragt wurden. Mit anderen Worten dürften hier schlechte Leistungen der ADHS-Kinder spezifische Defizite gerade in diesen Bereichen und nicht generelle Beeinträchtigungen in der Kontrolle von konzeptuellen oder strukturellen sprachlichen Komponenten (das heißt Semantik, Morphologie, Syntax) widerspiegeln.

In der neuesten Literatur mehrt sich die Evidenz dafür, dass sprachliche Schwierigkeiten bei ADHS nicht auf das Sprachsystem zu beziehen sind, sondern die Planungskomplexität und -kapazität betreffen, was u. a. zu spezifischen pragmatischen Defiziten führen kann (Prutting & Kirchner, 1987; Camarata & Gibson, 1999). Zu solchen pragmatischen Defiziten bei ADHS zählen exzessiver verbaler Output, Schwierigkeiten mit Aufgaben wie Geschichte-Nacherzählen, Schwierigkeiten bei Einführung, Aufrechterhaltung und Wechsel von Themen, Probleme bei der Wahl von Wörtern sowie Schwierigkeiten bei der Modifikation der Sprache in Abhängigkeit vom Hörer oder Kontext und Schwierigkeiten bei Anwendung der Sprache bei der Lösung von Problemen (Tannock & Schachar, 1996).

Insgesamt ist die Zahl der Studien, die Sprachverarbeitungsdefizite bei ADHS untersucht haben, als gering zu bezeichnen, und man kann von ihnen nur schwer generalisieren. Deutlich scheint jedoch, dass es sich bei den Sprachstörungen der ADHS-Kinder nur tendenziell um die gleichen Auffälligkeiten wie bei den SES-Kindern handelt.

3.3 Pathogenese

In der Fachliteratur besteht die Ansicht, dass die Aufmerksamkeits-defizit-/Hyperaktivitätsstörung vermutlich mehr als eine Ursache hat. Im Folgenden wird eine Übersicht über die neuroanatomischen und neurochemischen Risikofaktoren für das Entstehen von ADHS gegeben; auf die weiteren Risiken wie genetische, biologische und psychosoziale Faktoren wird im Rahmen dieser Arbeit aus zeitlichen Gründen nicht näher eingegangen.

Aus der Literatur geht zwar hervor, dass für die Aufmerksamkeitsdefizit-/Hyperaktivitätsstörung eine eindeutige, genetische Disposition besteht, ein spezifischer Erbgang für dieses Störungsbild konnte jedoch bislang nicht gefunden werden (vgl. u.a. Barkley, 1998). Molekulargenetische Ansätze diskutieren das Auftreten solcher verursachenden Gene im dopaminergen System (Faraone et al., 2001; DiMaio, Grizenko & Joober, 2003; Langley et al. 2004).

Hingegen gibt es nur wenige Studien, die biologische Risiken bei der ADHS untersucht haben. Es kann von einer Korrelation zwischen diesen Risikofaktoren und der ADHS gesprochen werden, die Auswirkungen dieser Komplikationen sind aber eher gering zu veranschlagen. Genauso spielen psychosoziale Bedingungen nur eine begrenzte Rolle bei der Entstehung von ADHS. Ein ungünstiges soziales Milieu kann, wie generell bei allen psychischen Erkrankungen bei entsprechender Disposition, auch Auswirkungen und Ausprägung der Symptome einer ADHS modifizieren, ist aber keinesfalls als entscheidende Ursache anzusehen (Überblick bei Barkley, 2002; Döpfner et al., 2000).

Neuroanatomische Befunde

Bei computertomographischen Untersuchungen fanden sich inkonsistente Befunde, die überzeugende strukturelle Veränderungen nicht erkennen ließen (Sieg et al., 1995). Dagegen wurden bei kernspintomographischen Untersuchungen Größenabnahmen des Frontallappens, insbesondere der rechten Seite (Hynd et al., 1991), des Corpus callosum (Semrud-Clikeman et al., 1994; Filipek et al., 1997) sowie der Basalganglien (Castellanos et al., 1996; Hynd et al., 1990) nachgewiesen, allerdings mit teilweise widersprüchlichen Resultaten. Aus der bisher umfangreichsten kernspintomographischen Studie berichtet Castellanos (1997) eine signi-

fikante Größenabnahme des rechten Frontalhirns, rechten Nucleus cau-
datus, rechten Globus pallidus und Kleinhirns[32].

Neuere Positronemissionstomographie-Untersuchungen (PET) berichten
eine Verminderung des Glucosemetabolismus in der vorderen Frontalre-
gion. Zametkin et al. (1990) konnten bei ihren Patienten einen regionalen Hypometabolismus in subkortikalen Gebieten, sowie im superior-
präfrontalen und im premotorischen Kortex zeigen, wobei die Unterschiede in der rechten Hemisphäre ausgeprägter waren. Eine weitere Studie
dieser Gruppe fand bei Jugendlichen mit ADHS einen mit deren Schweregrad korrelierenden Hypometabolismus, der links anterior-frontalen Region, sowie einen Hypometabolismus in weiteren temporalen und thala-
mischen Regionen (Zametkin et al., 1993).

Metabolische Studien belegen, dass sich die regionale Hirndurchblutung
von Kindern mit ADHS und Kontrollgruppen schon im Ruhezustand unterscheidet. Eine der ersten Untersuchungen des regionalen Blutflusses
mit Single-Photon-Emissionscomputertomographie (SPECT) bei Kindern mit ADHS, erwies eine Minderdurchblutung im medial-frontalen
Kortex, sowie im Striatum (Lou et al., 1984). Eine weitere Arbeit dieser Autoren ergab eine Minderdurchblutung im Striatum wie auch eine
verminderte Durchblutung der sensomotorischen und der primären auditorischen und visuellen Gebiete, aber keine frontalen Abweichungen
(Lou et al., 1989; Lou, Henriksen & Bruhn, 1990; vgl. dazu auch Sieg
et al., 1995). Die neuesten SPECT-Untersuchungen geben zudem An-
lass zu der Vermutung, dass bei der ADHS eine spezifische Störung des
Dopamin-Systems im Striatum vorliegt, die sich durch Einnahme von
Methylphenidat korrigieren lässt (Dougherty et al., 1999; Dresel et al.,
1998; Dresel et al., 2000; Krause et al., 2000).

Neurochemische Befunde

Es wurden zwar viele Studien mit dem Ziel durchgeführt, neurochemische Auffälligkeiten in Blut, Urin oder Liquor nachzuweisen, sie brachten
jedoch letztlich uneinheitliche Ergebnisse. Am stichhaltigsten erschien eine Erniedrigung von 3-Methoxy-4-Hydroxyphenethylenglycol (MHPG),
dem dominierenden zentralen Metaboliten von Noradrenalin im Urin
(Oades, 1987; Zametkin et al., 1993). Pliszka, McCracken und Mass

---

[32] Insgesamt gelten jedoch die Ergebnisse solcher computer- und kernspintomographischen Untersuchungen bislang als nicht hinreichend spezifisch, um diese Verfahren
zu diagnostischen Zwecken einzusetzen (Krause et al., 2000: 202).

(1996) nehmen wiederum an, dass der Anstieg der Katecholamine durch Stress bei Kindern mit ADHS möglicherweise nicht so ausgeprägt ist wie bei Normalpersonen. Eventuell spielt hierbei auch eine Störung im Adrenalinhaushalt eine Rolle (Girardi et al., 1995; Hanna et al., 1996). Bei einem Vergleich der Plasmaspiegel von Serotonin, Noradrenalin, Dopa und Lipiden zwischen Kindern mit schwer und leicht ausgeprägter ADHS wurde lediglich für Serotonin eine Tendenz zu niedrigeren Werten bei Kindern mit schwerer ausgeprägter ADHS gefunden, bei den übrigen Kindern ergaben sich hingegen keine Unterschiede (Spivak et al., 1999; Gainetdinov et al., 1999).

Zusammenfassung

Die bisher durchgeführten neuroanatomischen und neurochemischen Untersuchungen lassen den Schluss zu, dass bei der ADHS vermutlich auf genetischer Basis eine Dysfunktion der Katecholamine im frontostriatalen System vorliegt. Hier scheint vor allem der Dopaminhaushalt betroffen zu sein. Infolge dessen kommt es zu Beeinträchtigungen der motorischen Kontrolle, der Impulsivität, sowie der Reizwahrnehmung und -verarbeitung. Außerdem konnte zum ersten Mal gezeigt werden, dass sich die im Vergleich zu den Kontrollen erhöhte Dopamintransporterdichte im Stratium Erwachsener mit ADHS durch Einnahme von Stimulanzien deutlich reduzieren lässt (zum Überblick von neuroanatomischen und neurochemischen Konzepten vgl. Steinhausen, 1995; Döpfner et al., 2000; Krause, Dresel & Krause, 2000).

3.4 Neuropsychologische Aspekte der ADHS

Im Folgenden werden speziell neuropsychologische Vorstellungen zur Pathogenese von ADHS vorgestellt. Da es sich dabei um den Kernbereich meiner Arbeit handelt, wird die entsprechende Literaturdiskussion als ein eigenständiger Punkt ausgegliedert.

3.4.1 Exekutive Funktionen

Da sich Kinder mit ADHS nur schwer auf mehrere Dinge gleichzeitig konzentrieren können, leicht ablenkbar sind und häufig kein stabiles Leistungsniveau über einen konstanten Zeitraum aufrecht erhalten können, werden bei ihnen Defizite auf höheren Ebenen der kognitiven Verarbeitung, in sog. exekutiven Funktionen als kausal für ihre Problematik diskutiert (Schachar, Tannock & Logan, 1993; Barkley, 1994; Bennetto & Pennington, 2003). Damit sind jene Steuerungsprozesse gemeint, die im frontalen Kortex angesiedelt sind (Kempton et al., 1999; Lovejoy et al., 1999). Das Konstrukt der exekutiven Funktionen (EF) ist schwer zu definieren, nach Welsh und Pennington (1988) handelt sich hier um

> „... the ability to maintain an appropriate problem solving set for attainment of a future goal. This set can involve one or more of the following: (a) an intention to inhibit a response or to defer it to a later more appropriate time, (b) a strategic plan of action sequences, and (c) a mental representation of the task, including the relevant stimulus information encoded into memory and the desired future goal-state. In cognitive psychology, the concept of executive function is closely related to the notion of a limited-capacity central processing system" (zit. nach Pennington & Ozonoff, 1996: 54).

Mit anderen Worten, dieser Begriff umschreibt ein komplexes System von kognitiven Verarbeitungsprozessen. Eine endgültige, allgemein akzeptierte Liste exekutiver Funktionen existiert allerdings nicht, und die einzelnen Autoren unterscheiden sich hier in der Aufzählung von Einzelprozessen, welche zusammen die EF bilden. So führen beispielsweise Pineda und Mitarbeiter (1998) Prozesse an wie Selbstregulation, Metakognition, zeitliche Organisation von Verhalten, Monitoring, selektive Inhibition, Planung und Aufmerksamkeitskontrolle. Griffith, Pennington, Wehner und Rogers (1999) zählen wiederum Inhibition, kognitive Flexibilität, Arbeitsgedächtnis und Planen auf. Nach Klocker (2003) sind als einzelne exekutive Funktionen mit besonderer Bedeutung im Hinblick auf Aufmerksamkeit die Alertness (basale Aufmerksamkeitsfunktionen oder Wachheit), die selektive Aufmerksamkeit, die Inhibition und Automatisierung zu nennen[33].

Im Einzelnen werden für die Defizite der ADHS-Kinder verschiedene hierarchisch organisierte präfrontale Dysfunktionen verantwortlich gemacht. In der Literatur der letzten Jahre wurde vor allem gestörte Inhibition als eine mögliche Ursache von ADHS diskutiert (Barkley, 2001;

---

[33] Automatisierung steht mit dem exekutiven Netz nach Posner und Mitarbeiter in Verbindung (Klocker, 2003: 13).

Nigg, 2001; Tannock, 2003). Nach dem Modell von Barkley, dem bekanntesten Vertreter dieser Hypothese, führt ein Inhibitionsdefizit zu sekundären Störungen in vier verschiedenen exekutiven Funktionsbereichen: im Bereich des Arbeitsgedächtnisses, im Bereich der Selbstregulation von Affekten, Motivation und Erregung, im Bereich der Internalisierung und Automation von Sprache, sowie im Bereich der Analyse und Entwicklung von Handlungssequenzen (Barkley, 2002). In diesem Modell bleibt jedoch der ADHS-Subtypus, der sich ausschließlich durch Unaufmerksamkeit auszeichnet (überwiegend unaufmerksamer Typus) unberücksichtigt. Verantwortlich für diese Art der Aufmerksamkeitsstörung macht Barkley (1997) Defizite in der Informationsverarbeitung schnell dargebotener Stimuli und in der Fokussierung von Aufmerksamkeit[34].

Nach Biard (2000) ist Inhibition „... partly carried out through the regulation of attention, and thus both self inhibition and attention are complementary"; weiterhin deutet die Autorin darauf hin, dass „... focusing on one or a few threads might reflect a limited working memory" (Biard, 2000: 29). Mit anderen Worten, Biard (2000) vermutet, dass sich Defizite im Arbeitsgedächtnis auf die selektive Aufmerksamkeit auswirken können, was schließlich zu den Verhaltensauffälligkeiten wie Impulsivität und Ablenkbarkeit bei ADHS führen dürfte.

Hier ist ein Zusammenhang mit dem Konstrukt des Arbeitsgedächtnisses von Baddeley (2001) zu erkennen. Wie dem Modell frontaler Hirnfunktionen liegt auch dem Modell von Baddeley im Fall von kognitiven Leistungseinbrüchen eine Unterscheidung zwischen basalen „Werkzeugstörungen" und Defiziten (übergeordneter) kognitiver Steuerungsprozesse zugrunde. Solche übergeordneten kognitiven Steuerungsprozesse (exekutive Kontrolle) gelten als zentraler Bestandteil des Arbeitsgedächtnisses. Vor diesem Hintergrund wird diskutiert, ob die kognitiven Einbußen bei ADHS von der Beeinträchtigung einer zentralen Exekutive ausgehen (Baddeley, 1996; Baddeley et al., 1997; Alderman, 1996; Alderman et al., 1995).

---

[34] Die Ansicht, dass es bei ADHS eher von Herabsetzung der Verarbeitungsgeschwindigkeit statt einem Inhibitionsdefizit gesprochen werden soll, wird aktuell von mehreren Autoren vertreten (vgl. dazu Tannock, 1998; Sergeant et al., 1999; Kuntsi, 2001).

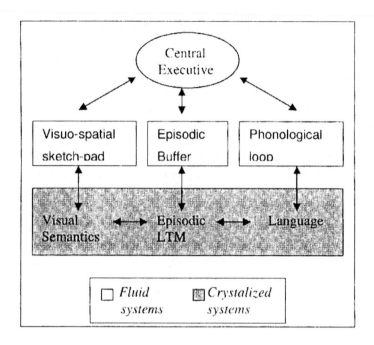

Abbildung 4: Schematische Darstellung des Arbeitsgedächtnismo-
dells nach Baddeley (2001)

Zur Erinnerung: Als generelles Aufmerksamkeitssystem überwacht, koor-
diniert und kontrolliert die zentrale Exekutive (*central executive*) die zwei
unselbstständigen Subsysteme (*slave systems*) „phonologische Schleife"
(*phonological loop*) und „visuell-räumlicher Speicher" (*visuo-spatial sketch-
pad*). Sie besitzt eine limitierte Speicherkapazität und delegiert automa-
tisierte Speicheraufgaben an die beiden Subsysteme und schafft durch
die Entlastung Kapazität für ihre übergeordneten Aufgaben. Sie verbin-
det auch die Sklavensysteme mit dem Langzeitgedächtnis. Ihr unterliegt
ebenfalls der episodische Speicher (*episodic buffer*), ein Mechanismus,
mit dessen Hilfe eine sinnvolle Interaktion mit der Umwelt hergestellt
werden kann, eine Planung zukünftigen Verhaltens möglich wird und ein
Lösen von Problemen mittels Herstellung neuer kognitiver Repräsentationen erleichtert wird (Baddeley, 2001 – dazu die Abb. 4, siehe oben).

Interessant ist in diesem Kontext die Auffassung von Engle (1999), wonach die zentrale Exekutive für die Überwindung von Störungen zuständig ist (Arbeitsgedächtnisprozesse bleiben bezogen auf die aktuelle

Aufgabe immer auch störbar). Das ist so zu verstehen, dass sie die automatische Weiterverarbeitung der eingehenden Information unterbricht, wenn diese als irrelevant erkannt ist. Nach Cowan (1999) lenkt die zentrale Exekutive den Fokus der Aufmerksamkeit auf die eigentliche, relevante Information zurück. Diese Störung oder Ablenkung wird also durch eine willkürliche Reorientierung überwunden, das heißt die relevante Information ist wieder im Fokus der Aufmerksamkeit und der gestörte Prozess kann fortgesetzt werden. Ablenkung und Reorientierung kosten jedoch Zeit (Berti & Schröger, 2003: 194).

Fassen wir zusammen: In der Literatur werden derzeit die Störungen bzw. die gestörte Entwicklung exekutiver Funktionen als eine mögliche Ursache für Entwicklungsauffälligkeiten bei der Aufmerksamkeitsdefizit-/Hyperaktivitätsstörung diskutiert. Ausführlich aufgearbeitet wurde in diesem Zusammenhang die Beteiligung exekutiver Funktionen am Arbeitsgedächtnis. Ebenfalls intensiv diskutiert wird die Rolle exekutiver Funktionen im Rahmen der Organisation von Aufmerksamkeit, so die Fokussierung von Aufmerksamkeit und die Weiterführung des Fokus, abhängig von kognitiven Anforderungen.

3.4.2 Zentral-auditive Verarbeitung bei ADHS

Die Literatur berichtet von Beobachtungen, wonach Kinder mit der Diagnose einer Aufmerksamkeitsdefizit-/Hyperaktivitätsstörung in Untersuchungen zur zentral-auditiven Verarbeitung unterdurchschnittliche Ergebnisse erbringen (Gascon et al., 1986; Keith & Engineer, 1991; Cook et al., 1993). Diese enge Verknüpfung zwischen zentral-auditiver Verarbeitung und Aufmerksamkeitsstörung wird zum Teil kausal gedeutet. Man vermutet, dass zentral-auditive Verarbeitungsstörungen den pathogenetischen Hintergrund von Aufmerksamkeitsstörungen bilden (Hesse, 2001).

Vor diesem Hintergrund gewinnt zunehmend die Vorstellung Gewicht, dass Aufmerksamkeits- und Sprachentwicklungsstörungen auf gleichartige Defizite im zentral-auditiven Bereich zurückgehen können bzw. dass die vielfach beobachteten zentral-auditiven Verarbeitungsprobleme beider Störungsbilder durch einen weiteren Faktor mit verursacht werden dürften, beispielsweise durch spezielle exekutive Funktionsausfälle. Es scheint mir derzeit voreilig zu sein, eine gemeinsame Ursache für die beiden Symptombereiche (SES und ADHS) zu sehen. Es liegt jedoch nahe, die zentral-auditiven Verarbeitungsstörungen bei ADHS auf Defizite der selektiven Aufmerksamkeit zurückzuführen, die hoch überlernt und automatisiert bei der Verarbeitung des physikalischen Inputs eine außenordentlich wichtige Rolle spielten.

3.4.2.1 Behaviorale Studienergebnisse

Im Folgenden werden die Ergebnisse der Untersuchungen zu zentral-auditiver Verarbeitung bei ADHS-Kindern vorgestellt. Der Schwerpunkt wird dabei auf zwei Teilaspekte gelegt: Defizite in der zeitlichen Verarbeitung und Defizite im auditiven Arbeitsgedächtnis. In die Diskussion werden neben den behavioralen Daten auch die Ergebnisse der Untersuchungen mittels neurophysiologischer Testdesigns herangezogen.

Defizite der zeitlichen Verarbeitung

Die Einschätzung der auditiven Aufmerksamkeit bei Kindern mit und ohne ADHS erfolgt im amerikanischen Sprachraum mit dem „Auditory Continuous Performance Test" (ACPT) von Keith (1994). Die Aufgabe wurde so konstruiert, dass die Kinder in einer Folge von dargebotenen Einsilbern auf das Zielwort *dog* zu reagieren hatten (durch das Heben des Daumens von der Tischplatte). Die Stimuli wurden in vier Blöcken – jeweils 24 Wörter und jeder Block sechsmal – über Kopfhörer präsentiert. Der Aufmerksamkeitsabfall war bei den jüngeren Kindern (Alter: 6–7 J.) mit ADHS gegenüber der Gruppe ohne ADHS hoch signifikant. Wenn man aber die Leistungen der jüngeren Kinder mit denen der älteren Kinder (Alter: 10–11 J.) mit und ohne ADHS verglich, zeigten sich diese als weniger konstant, was auf eine Altersabhängigkeit von Aufmerksamkeitsleistungen hinweist und gleichzeitig bei den älteren Kindern den Einsatz von Kompensationsstrategien in Aufmerksamkeitsaufgaben vermuten lässt. Es fehlen in dieser Studie leider Aussagen über die auditive Aufmerksamkeit von Kindern, bei denen ausschließlich eine auditive Verarbeitungsstörung diagnostiziert wurde. Zu kritisieren sind auch die intermodalen (supramodalen) Anteile, wie die Umsetzung eines wahrgenommenen auditiven Reizes in eine motorische Reaktion, die mit der „reinen auditiven Aufmerksamkeit" nichts zu tun haben.

In einer anderen Untersuchung beobachteten Keith und Engineer (1991) signifikante Unterschiede im ACPT in Hinblick auf Fehlerquotienten und

unter dem Einfluss von Methylphenidat (MPH). Die ADHS-Probanden
(n=20, 17 männlich und 3 weiblich, Alter: 7–13 J.) erbrachten unter
der Medikation eindeutig bessere Leistungen. Die Autoren untersuchten
auch die Auswirkung der Medikation auf andere auditive Leistungen und
setzten dafür neben dem „ACPT", den „SCAN"-Test, „Token-Test" für
Kinder und den „Phonetically Balanced-Kindergarten Word"-Test (PB-
K) ein. Signifikante Verbesserungen unter MHP wurden in zwei Subtests
des „SCAN"-Tests („Filtered Word" und „Competing Word") beobachtet, was defizitäre auditive Informationsverarbeitung unter ungünstigen
akustischen Bedingungen vermuten lässt[35]. Hingegen impliziert schlech-
tes Abschneiden im „Competing Words Subtest", dass das auditive System dieser Kinder wie das der jüngeren Kinder funktioniert. Die Autoren schlussfolgern, dass sich die Kinder mit der ADHS-Diagnose in ihrer
auditiven Aufmerksamkeit als eingeschränkt zeigen und vermuten eine
Ursache für ihre Aufmerksamkeitsprobleme in der defizitären auditiven
Informationsverarbeitung bei schnellem Präsentationstempo.

Auditive Diskriminationsfähigkeit bei aufmerksamkeitsgestörten Kindern
mit und ohne Hyperaktivität beobachteten Geffner und Mitarbeiter (1996;
vgl. auch Geffner & Lucker, 1994). Die Stichprobe zählte 27 Patienten
(22 männlich und 5 weiblich) im Alter von 6 bis 12 Jahren und 15 dem
Alter nach parallelisierte Kontrollkinder (10 männlich und 5 weiblich).
Die Messung erfolgte mittels „NU-6"- Tests („short interval word list")
und „Goldman Fristo Woodcock Auditory Discrimination"-Tests (GFW
– „picture pointing","competing messages"). Eine Signifikanz zwischen
den beiden Untersuchungsgruppen war im „NU-6 words" zu verzeichnen, auch im „GFW" fanden sich signifikante Gruppendifferenzen bei
allen drei Subtests („Fan noise" (non-meaningful non-speech), „Cafete-
ria noise" (non-meaningful speech), „Voice" (meaningful speech)). Zusammengefasst war die Leistung der Kinder mit Aufmerksamkeitsproblemen schlechter als die der gesunden Kontrollkinder, dies äußerte sich
insbesondere in sprachlichen Aufgaben und vor allem unter ungünstigen
akustischen Verhältnissen.

---

[35] Die Verbesserungen im SCAN-Screening Test unter dem Einfluss von Methylphenidat (MHP) wurden schon bei Keith (1986) beobachtet. Die Autoren implizieren, dass ADHS-Patienten hinsichtlich auditiver Aufmerksamkeit, auditiver Verarbeitungsprozesse und rezeptiver Sprachentwicklung ein niedriges Entwicklungsniveau
erreichen als es ihrem Alter entspricht.

Auf die Qualität der sprachfreien auditiven Wahrnehmung[36] wurden die
Kinder mit ADHS, sofern es deren Konzentrationsleistung noch zuließ,
in der Studie von Mokler (2001) untersucht. Genauer gesagt wurden
die Kinder (n=30) mittels Fonofix-Gerät[37] in fünf Aufgaben „Lautstär-
ke-Unterscheidungsvermögen", „Tonhöhe-Differenzierungs-Vermögen",
„Lücken-Erkennung", „Unterscheidung von Sequenzen zweier unterschiedlich hoher Töne" und „Seitenunterscheidung" getestet, jeweils mit und
ohne Retalin. Es stellte sich heraus, dass bei einem Großteil von Kindern mit ADHS-Diagnose das auditive Differenzierungsvermögen in allen
fünf Aufgaben im unterdurchschnittlichen Bereich lag[38]. Am schlechtesten schnitt die Patientengruppe bei den Aufgaben zur Tonhöhenunterscheidung und bei der Zeitordnung ab. Nach der Autorin kann allein
die schlechte Aufmerksamkeitsleistung für das häufig unterdurchschnittliche Abschneiden der Kinder mit ADHS in den auditiven Aufgaben nicht
verantwortlich gemacht werden. Sie macht zugleich darauf aufmerksam,
dass nicht alle Kinder mit ADHS in ihrer auditiven Wahrnehmung gestört sind; es gibt durchaus Kinder, die normale oder überdurchschnitt-
liche Wahrnehmungsleistungen aufweisen.

Der Frage nach dem Zusammenhang zwischen Aufmerksamkeit und auditiver Wahrnehmungsfähigkeit ging man auch in einer Untersuchung
von v. Suchodoletz und Alberti (2002) nach. 124 Vorschulkinder und
Kinder im frühen Schulalter wurden mit einer Testbatterie zur Erfassung auditiver Wahrnehmungsleistungen untersucht, dabei wurde die
Korrelation zwischen einzelnen auditiven Wahrnehmungsleistungen und
der Aufmerksamkeitsfähigkeit der Studienkinder berechnet. Es handelte sich dabei um Aufgaben wie Ton- und Geräuschdifferenzierung, Erkennen zeitlicher Strukturen, Differenzierung von Lauten und Erkennen von Sprache mit Störgeräusch bzw. bei Verzerrung (zeitkomprimiert
bzw. frequenzgefiltert). Dazu wurde die auditive Merkfähigkeit dieser

---

[36] In der deutschsprachigen Literatur besteht zu diesem Phänomen eine Begriffsvielfalt. Es wird u. a. von zentral-auditiver Verarbeitungsstörung und/oder zentral-
auditiver Wahrnehmungsstörung gesprochen. Auch im folgenden Kapitel werden die
beiden Begriffe abwechselnd verwendet.

[37] Dieser Test wird erst seit kurzer Zeit im Freiburger Blicklabor zur Erfassung von
Auffälligkeiten bei Kindern mit Lese- und Rechtschreibstörung angewendet.

[38] In der Bedingung ohne Ritalin lagen im unterdurchschnittlichen Bereich: 5
von 12 Kindern in der Lautstärkeunterscheidungsaufgabe, 7 von 12 Kindern in der
Tonhöhenunterscheidung, 5 von 12 Kindern in der Lückenerkennung, 6 von 10 Kindern in der Zeitunterscheidung, 4 von 13 Kindern in der Seitenunterscheidung (Mokler, 2001: 98).

Kinder mittels Zahlenfolgen und Kunstwörtern überprüft. Die Aufmerksamkeitsstörung wurde hier mittels der Connors-Skala klassifiziert.
Zwischen dem erreichten Connors-Score und Ergebnissen in den einzelnen auditiven Testverfahren fanden sich allerdings nur niedrige Kor-
relationen, von denen keine einzige signifikant war. Demnach erscheinen auditive Wahrnehmungsleistungen und Aufmerksamkeitsfähigkeit
als unabhängige Dimensionen. Mit anderen Worten: Die Auffassung,
dass Aufmerksamkeits- und Verhaltensstörungen häufig auf eine auditive
Wahrnehmungsstörung zurückzuführen seien, lässt sich aus den vorliegenden Daten nicht belegen, so die Autoren (v. Suchodoletz & Alberti,
2002: 37). Dabei ist jedoch kritisch anzumerken, dass die Connors-Skala
nur die Elterneinschätzungen wiedergibt, die sich häufig von Testergeb-
nissen aus Aufmerksamkeitstests unterscheiden.

Defizite des auditiven Arbeitsgedächtnisses

Mit dem Untertest „Zahlennachsprechen" aus dem Wechsler-Intelligenz-
test wurden konsistent signifikant schlechtere Leistungen bei ADS-Pati-
enten gefunden (Barkley, Murphy & Kwasnik, 1996; Pineda, Ardilla &
Roselli, 1999; Murphy, Barkley & Bush, 2001). Wurden die Werte getrennt für die Vorwärts- und Rückwärts-Varianten betrachtet, so konnte
in insgesamt sechs Vergleichen aus vier Studien nur jeweils ein signifikanter Unterschied für die Rückwärts- (Walker, Shores, Troll, Lee & Sachdev, 2000) und die Vorwärts-Variante (Chelune & Baer, 1986; K-ABC:
Kaufman Assessment Battery for Children nach Melchers & Preuß, 1991)
sowie nicht signifikante Unterschiede für die übrigen Vergleiche (Benezra
& Douglas, 1988; Pineda et al., 1999; Walker et al., 2000) beobachtet
werden. Signifikante Gruppenunterschiede in „Spannen"-Aufgaben wurden auch für das „Simon Game" (Barkley et al., 1996; Murphy et al.,
2001) und eine PC-gestützte Version von Coris Block-Tapping-Aufgabe
(Kempton et al., 1999) gefunden (Überblick bei Klein und von Stralendorff, 2002).

Keine defizitären Leistungen der ADHS-Kinder in den Untersuchungen
des Arbeitsgedächtnisses fanden hingegen Siegel und Ryan (1989) und
Bennetto und Pennington (1999, unpubliziert). Siegel und Ryan (1989)
verglichen die ADHS-Kinder mit den gesunden Kontrollkindern mittels
zweier Gedächtnisspanneaufgaben: „sentence span task" und „counting
span task". Man fand heraus, dass sich die 9–13-jährigen ADHS-Kinder
in ihrer Leistung in keiner der beiden Aufgaben von den Kindern der

Kontrollgruppe unterschieden, die 7–8-jährigen ADHS-Kinder hingegen zeigten sich in einer der beiden Aufgaben („sentence span task") als auffällig. Unter Anwendung ähnlicher Aufgaben untersuchten Bennetto und Pennington (1999) die Leistung des Arbeitsgedächtnisses von ADHS-Kindern im Vergleich zu nach Alter und IQ gematchten Kontrollkindern. Die Kinder der ADHS-Gruppe erbrachten adäquate Leistungen in den beiden Arbeitsgedächtnisaufgaben (zit. nach Bennetto & Pennington, 2003).

Ähnlich wie bei Siegel und Ryan (1989) wurden auch bei Kuntsi, Oosterlaan und Stevenson (2001) zur Untersuchung der Arbeitsgedächtnisleistung der ADHS-Kinder „sentence span task" und „counting span task" angewendet. In der ersten Aufgabe wurden den Kindern einige Phrasen vorgelesen und sie sollten dabei das in diesen Sätzen fehlende Wort ergänzen. Am Ende der Aufgabe sollten die Kinder wiederum alle von ihnen genannten Wörter in der richtigen Reihenfolge wiedergeben. In der zweiten Aufgabe sollten die Kinder die auf Karten gezeichneten gelben Punkte zählen und dabei die blauen Punkte ignorieren. Am Schluss der Aufgabe wurde den Kindern eine leere Karte (vor)gezeigt, mit der Anweisung alle bis jetzt gesehenen Punkte aufzuzeichnen. In der vorliegenden Studie erbrachten die ADHS-Kinder im Vergleich zu den Kontrollkindern signifikant schlechtere Ergebnisse in der Aufgabe „sentence span", während in der Aufgabe „counting span" nur ein leichter Trend in Richtung unterdurchschnittlicher Ergebnisse beobachtet wurde. Dieses Ergebnis lässt eine schlechtere Wahrnehmungsleistung der ADHS-Kinder vermuten. Kuntsi et al. (2001) stellen in diesem Zusammenhang die Frage, ob schlechtere Leistungen der ADHS-Kinder in den Gedächtnisaufgaben tatsächlich die Konsequenz von Defiziten im Arbeitsgedächtnis und nicht von „etwas anderem" sind (Kuntsi et al., 2001: 207).

Zusammenfassung

Aus den vorliegenden Untersuchungen geht hervor, dass bei Kindern mit ADHS eine Aufmerksamkeitseinschränkung vorliegt, die die auditive Sinnesmodalität betrifft. Als ursächlich für diese Schwierigkeiten werden Defizite in der Informationsverarbeitung bei schnellem Präsentationstempo angenommen (Keith & Engineer, 1991). Auf die Diskriminationsschwierigkeiten der ADHS-Kinder wird vor allem bei den sprachlichen Aufgaben hingewiesen, insbesondere unter ungünstigen akustischen Bedingungen (u.a. Genffer et al., 1996; Keith & Engineer, 1991). Aber auch Mokler (2001) stellte anlässlich einer Untersuchung mit sprachfreien auditiven

Stimuli unterdurchschnittliche Leistungen der ADHS-Kinder bei Aufgaben zur Tonhöhenunterscheidung und Zeitordnung heraus. Die Autorin nimmt hier gestörte zentral-auditive Verarbeitung als mitverantwortlich für diese Defizite an, zeigt aber zugleich, dass diese nicht unbedingt bei allen ADHS-Kindern auftreten müssen (vgl. dazu auch v. Suchodoletz und Alberti, 2002).

Mit Blick auf die Untersuchungen zu Kurz- und Arbeitsgedächtnis ist wiederum zu beobachten, dass sich zwar immer wieder Hinweise auf Leistungsreduktionen bei ADHS-Kindern finden lassen (operationalisiert primär über die „Spannen"-Aufgabe), insgesamt zeigen sich diese jedoch als nicht konsistent über verschiedene Studien hinweg (Kuntsi et al., 2001; Bennetto & Pennington, 1999; Murphy, Barkley & Bush, 2001).

Fassen wir zusammen: Möglicherweise können die schlechteren Leistungen der ADHS-Kinder in den Diskriminations- und Gedächtnisspannenaufgaben als Ausdruck einer defizitären zentral-auditiven Verarbeitung angesehen werden. Hier soll nun bemerkt werden, dass es nur sehr wenige Studien gibt, die Defizite dieser Art bei ADHS nachweisen und die Interpretation dieser Daten häufig aufgrund der methodischen Unterschiede (das heißt Stichproben und Aufgaben) erschwert wird. Mit anderen Worten es werden hier noch weitere empirische Untersuchungen benötigt, um diese Annahme zu untermauern.

3.4.2.2 Elektrophysiologische Daten

Wie schon in dem SES-Teil der Arbeit angesprochen, wurden durch neurophysiologische Untersuchungsverfahren neue Forschungsmöglichkeiten eröffnet. Zur Erinnerung: Als größter Vorteil dieser Methode gilt, dass im Rahmen hirnelektrischer Ableitungen die ablaufenden Prozesse sozusagen „online" (und nicht wie bei behavioralen Verfahren erst nach ihrem Abschluss) gemessen werden. Heutzutage versucht man beide, das heißt behaviorale und neurophysiologische Daten, miteinander zu kombinieren. Auch im Folgenden wird ein Versuch unternommen, behaviorale Studienergebnisse zur zentral-auditiven Verarbeitung bei ADHS durch elektrophysiologische Daten kritisch zu hinterfragen und abzusichern. Der Fokus wird dabei auf Untersuchungen mittels zweier EKP-Komponenten gelegt: Mismatch Negativity (MMN) und Processing Negativity (PN).

Untersuchungen mittels Mismatch Negativity (MMN)

Winsberg et al. (1993) fanden bei 6 ADHS-Kindern (Alter: 7–11 J.) eine kleinere MMN im Zeitfenster, in dem sie auch bei unauffälligen Kindern deutlich war. Die hierfür eingesetzten Stimuli waren Töne in der Frequenz von 1000 Hz und 1024 Hz mit ISIs von 50-1300 ms. Die Probanden wurden am 1. Untersuchungstag unter der Einnahme von Ritalin und am 2. Tag von Placebos getestet. Kleinere MMN-Amplituden und verlängerte Latenz bei ADHS-Kindern wurden nur mit Placebo beobachtet, mit Retalin wurde eine normalisierte MMN gewonnen.

Nach der Vergrößerung der Stichprobe – 14 ADHS-Kinder und 14 gesunde Kontrollkinder (Alter: 9,3 J.) – ließ sich diese Beobachtung nicht mehr bestätigen (Winsberg et al., 1997). Es waren keine Unterschiede in der MMN zwischen den Kontrollkindern und den Kindern mit ADHS bei den beiden Bedingungen (Placebo/Retalin) nachweisbar.

Von einer niedrigeren MMN-Amplitude bei ADHS-Kindern berichtet auch Rothenberger und Mitarbeiter (2000; vgl. auch Rothenberger, 1995). Mit allen vier Untersuchungsgruppen (ADHS, ADHS mit Conduct Disorder, ADHS mit chronischen Tic-Störungen und eine Kontrollgruppe) wurden hier Aufgaben zur selektiven Aufmerksamkeit durchgeführt. Die Stimuli waren niedrige (1000 Hz, Nontargets) und hohe (1500 Hz, Targets) Töne, die Stimulusdauer betrug 120 ms und die ISIs variierten zwischen 1100 ms und 1500 ms. Die Probanden wurden instruiert, die auf das rechte Ohr dargebotenen hohen Töne zu beachten und dabei auf eine Taste zu drücken. Im zweiten Durchgang sollten die auf das linke Ohr dargebotenen Target-Töne beachtet werden. In jedem Block wurden insgesamt 96 hohe und 144 niedrige Töne dargeboten. Die MMN wurde errechnet, indem man die Kurve der unbeachteten Nontargets von der Kurve der unbeachteten Targets subtrahierte. In dieser Untersuchung wurde auch die Processing Negativity (PN) ermittelt, indem man das EKP der nicht beachteten Nontargets von dem EKP der beachteten Nontargets subtrahierte.

Niedrigere MMN-Amplituden zeigten alle Diagnosegruppen mit ADHS im Vergleich zu den gesunden Probanden. Ein signifikantes Defizit in der automatischen auditiven Informationsverarbeitung ließ sich jedoch nur in der ADHS+CD - Diagnosegruppe feststellen. Hinsichtlich der PN-Amplitude ergaben sich hier konträr zu den Ergebnissen anderer Studien keine Unterschiede zwischen den einzelnen Untersuchungsgruppen. Als eine mögliche Erklärung dafür können Gruppenselektion und Testdesign angenommen werden (leichte versus schwierige Diskrimination von Stimuli), so dazu die Autoren.

Oades et al. (1995) erschlossen hingegen MMN bei aufmerksamkeitsgestörten Kindern mit und ohne Hyperaktivität, bei Kindern mit dem Tourette-Syndrom (TS) oder dem chronischen Tic-Syndrom und in einer Gruppe gesunder Kontrollen (jeweils 6 Kinder; Alter: 8,2–15,2 J.). Kindern aller Gruppen wurde eine Sequenz von hundert Tönen mit der Frequenz von 0,8, 1,4 und 2,0 KHz pro trial-Block präsentiert (Dauer=50 ms, Stimulusonset=1,2–1,7 s.). Es ergaben sich dabei keine Gruppeneffekte weder in der Amplitude noch in der Latenz der MMN. An topographischen Unterschieden fanden die Autoren links frontale MMN bei ADHS-Kindern im Kontrast zu der Kontrollgruppe, in der die MMN rechts evoziert wurde.

Keine signifikanten Amplituden- und/oder Latenzveränderungen der MMN-Komponente auf Töne in der Frequenz von 2000, 1032 Hz versus 1000 Hz hohe Töne fand ebenfalls Gonzalez (1996) und interpretiert dieses Ergebnis als Hinweis auf mögliche Verarbeitungsunterschiede zwischen den ADHS- und gesunden Kindern.

Kilpeläinen et al. (1999) leiteten MMN bei 20 stark ablenkbaren und 20 nicht ablenkbaren Kindern (Alter: 9 J.) ab und fanden dabei in frühen Abschnitten der MMN keine signifikanten Unterschiede, aber eine Tendenz zu größeren Amplituden. Der frühe MMN-Peak (bei 220 ms) war breiter in der ablenkbaren als in der unablenkbaren Gruppe, diese Differenz erwies sich jedoch als statistisch nicht signifikant und der spätere MMN-Peak (300–500 ms) zeigte sich signifikant reduzierter in seiner Amplitude in der Gruppe ablenkbarer Kinder. Den Stimulussatz bildeten in dieser Untersuchung Töne in der Frequenz von 800 Hz (Standard) und 560 Hz (Deviant) und mit der Dauer von 84 ms, der ISI betrug 1 s. In den früheren Studien wurde auf Auffälligkeiten der ADHS-Kinder in der von der Aufmerksamkeit abhängigen auditiven Verarbeitung verwiesen. Laut der o. g. Studie sind solche Defizite sekundärer Natur, die Schwierigkeiten der ADHS-Kinder scheinen insbesondere in der automatischen, vorbewussten Verarbeitung auditorischer Veränderungen zu bestehen.

Untersuchungen mittels Processing Negativity (PN)

Im Rahmen einer Längsschnittstudie führten Satterfield et al. (1990) auditive (und visuelle) Aufgaben zur Messung der selektiven Aufmerksamkeit in zwei Probandengruppen durch: bei ADHS- und Kontrollkindern (jeweils n=15). In der auditiven Bedingung dienten leise Klicks als Standards und laute Klicks als Targets, und die Stimuli waren hier Töne in der Frequenz von 1000 Hz und mit der Dauer von 10 ms. In der Gruppe von 6- sowie 8-jährigen gesunden Kontrollkindern konnte frontal eine signifikante späte PN festgestellt werden, wobei sie bei 6-jährigen ihren Peak mit 340 ms und bei den 8-jährigen mit 280 ms erreichte. Bei den als ADHS diagnostizierten Jungen konnte diese Signifikanz in der Gruppe von 6-jährigen nicht bestätigt werden, in der Gruppe von 8-jährigen wurde jedoch eine späte PN beobachtet, die in ihrer Amplitude und Latenz der späten PN von 8-jährigen gesunden Jungen ähnelte. Die frühe PN konnte bei 8-jährigen gesunden Jungen mit der Latenz von 170 ms und dem Peak bei 250 ms nachgewiesen werden, in der Gruppe 6-jähriger gesunder Jungen wurde sie nicht beobachtet. Bei ADHS-Jungen konnte hingegen in keiner der beiden Altersgruppen eine signifikante frühe PN festgestellt werden.

Auch Jonkman und Mitarbeiter (1997a) untersuchten die ADHS-Kinder (n=18, Alter: 7–13 J.) mit Aufgaben, in denen selektive Aufmerksamkeit auf auditive Stimuli verlangt wurde. Die Stimuli waren hier Standard-(Auftretenshäufigkeit 80%) und Deviant-Töne (Auftretenshäufigkeit 20%) in der Frequenz von 1000 - 1100 Hz, die Dauer der Stimuli betrug 50 msec und die ISIs variierten zwischen 1750 und 2150 msec. Gefunden wurde eine signifikant kleinere (zentrale) PN-Amplitude auf beachtete Standardstimuli und auch kleinere frontale Negativität auf beachtete Devianten. Die Autoren (Jonkman et al., 1997b) beobachteten zudem in der Probandengruppe mit ADHD unter dem Einfluss von MPH eine vergrößerte frontale PN auf beachtete Stimuli.

Auch dem Überblick von Greenham (1998) ist zu entnehmen, dass in den meisten Studien die ADHS-Probanden im Vergleich zu den gesunden Kontrollen eine kleinere PN zeigten (vgl. dazu u.a. Loiselle et al., 1980; Satterfield, Schell, Nicholas & Backs, 1988; Satterfield et al., 1994).

Zusammenfassung

Die Ergebnisse der neurophysiologischen Untersuchungen mit Mismatch Negativity führen zu dem Schluss, dass bei Kindern mit ADHS (ähnlich wie bei Kindern mit SES) die automatische Verarbeitung von Unterschieden in Tonhöhe und Tondauer anscheinend nicht beeinträchtigt ist. Das heißt bei nonverbalen Stimuli wurden in der ADHS-Gruppe keine oder zumindest keine eindeutigen Unterschiede im Vergleich mit unauffälligen Kontrollkindern beobachtet. Es ist dabei zu bemerken, dass in diesen Untersuchungen mit hohen Frequenzunterschieden gearbeitet wurde (in dem für das menschliche Ohr bestens hörbaren Bereich), und in einigen wurden auch die Stimuli länger präsentiert.

Während die MMN mit dem Konzept der automatisierten Aufmerksamkeit in Verbindung gebracht wird, kann die Processing Negativity nur im Kontext kontrollierter Aufmerksamkeitszuwendung evoziert werden (Näätänen, Alho & Schröger, 2002). Das heißt, hier wird durch die Instruktion die Aufmerksamkeit explizit auf bestimmte Aspekte des auditiven Inputs ausgerichtet. Damit ist aber eine Verarbeitungssituation gegeben, die prinzipiell gesehen der Verarbeitung im Rahmen neuro-behavioraler Testdesigns entspricht. Aus den vorliegenden Untersuchungen mittels PN ließen sich – wie erwartet – Unterschiede zwischen den ADHS-Kindern und den Kontrollkindern im Hinblick auf auditive nonverbale Stimuli feststellen, und dieses Ergebnis wird als Hinweis auf ein Defizit in der Diskrimination und Verarbeitung von aufgabenrelevanten Informationen interpretiert.

3.5 Zusammenfassung

Laut Definition ist eine Aufmerksamkeitsdefizit-/Hyperaktivitätsstörung durch Impulsivität, Hyperaktivität und Aufmerksamkeitsschwäche gekennzeichnet. Diese Auffälligkeiten treten vor dem 6. Lebensjahr auf und sind in mehreren Situationen und Lebensbereichen konstant nachzuweisen. Die epidemiologischen Angaben zur Prävalenz schwanken zwischen 3 und 9% für das Schulalter, wobei das männliche Geschlecht in fast allen Untersuchungen deutlich überrepräsentiert ist. Im Weiteren gilt ADHS als ein chronisches, von der frühkindlichen Entwicklung bis in das Erwachsenenalter anhaltendes Störungsbild.

Aus der Literatur geht zudem hervor, dass ADHS-Kinder als Risikokinder für die Entwicklung von Sprachentwicklungsstörungen angesehen werden. Die Schwierigkeiten dieser Kinder scheinen weniger Defizite im Sprachsystem (das heißt Semantik, Morphologie, Syntax) als Planungskomplexität und -kapazität zu betreffen, was u. a. zu pragmatischen Defiziten führt. Die Sprachentwicklungsstörungen bei ADHS sind empirisch gut belegt, ihre Ontogenese bleibt jedoch unklar. Denkbar sind hier zugrunde liegende basale Defizite, die sich auf die Ausbildung beider Störungen (SES und ADHS) auswirken. Für diese Möglichkeit würde auch sprechen, dass sich die Assoziation von ADHS und sprachlichen Defiziten schon im frühen Alter (im Vorschulalter) beobachten lässt.

Neuestens werden Defizite in der zentral-auditiven Verarbeitung als ursächlich sowohl für Sprachentwicklungs- als auch Aufmerksamkeitsstörungen diskutiert. Es wird ebenfalls vermutet, dass die zentral-auditive Verarbeitungsstörung ein ursächlicher Faktor für das Zusammentreffen von beiden Störungsbildern sein könnte. Diskutiert wird auch, ob die vielfach beobachteten zentral-auditiven Verarbeitungsschwierigkeiten beider Störungsbilder durch weitere Faktoren mit verursacht sein könnten, so beispielsweise durch spezielle exekutive Funktionsausfälle. Die Vermutung, dass den beiden Symptombereichen eine gemeinsame Ursache zugrunde liegt, bedarf allerdings der (genaueren) Überprüfung durch weitere eingehende Untersuchungen.

4 Studie

4.1 Fragestellung und Hypothesen

In der vorliegenden Studie wurde zunächst überprüft, ob sich die aus den klinischen Untersuchungen berichtete Assoziation von Aufmerksamkeits- und Sprachentwicklungsstörungen[39] auch durch „unausgelesene", zufällige Stichproben[40] belegen lässt: Kinder aus Sprachheilschulen und Kinder aus der tagesklinischen Behandlung oder Ambulanz der Kinder- und Jugendpsychiatrie in Freiburg, im Vergleich zu gesunden Kindern aus Regelschulen. Dabei wurde von folgender Hypothese ausgegangen:

Kinder mit Sprachentwicklungsstörungen weisen überzufällig häufig auch eine Aufmerksamkeitsstörung auf und Kinder mit Aufmerksamkeitsstörungen haben überzufällig häufig eine Sprachentwicklungsstörung.

Vor dem Hintergrund des gemeinsamen Auftretens von Aufmerksamkeits- und Sprachentwicklungsstörungen wurde der Frage nachgegangen, ob sich hier gemeinsame zugrunde liegende Leistungsdefizite belegen lassen, die Rückschlüsse auf die Pathogenese beider Störungsbilder (ADHS und SES) erlauben. Diskutiert wird in diesem Zusammenhang der Einfluss gestörter zentral-auditiver Verarbeitungsprozesse auf die beiden Störungen. Dies ist auch Gegenstand der folgenden, weitergehenden Hypothesen:

---

[39] Siehe dazu schon im Kapitel 2.5

[40] Die Experimentalgruppe mit ADHS war in dem Sinne „unausgelesen", als hier zunächst keinerlei Hinweise auf Sprachverarbeitungsprobleme in der Vorgeschichte vorlagen. Vergleichbar galt, dass bei den SES-Kindern aus Sprachheilschulen keinerlei Hinweise auf Aufmerksamkeitsstörungen vorlagen. Die genannten Defizite wurden erst im Rahmen der genannten Untersuchung festgestellt.

Kinder mit Sprachentwicklungsstörungen weisen überzufällig häufig Defizite in basalen auditiven Verarbeitungsprozessen auf, und Kinder mit Aufmerksamkeitsstörungen weisen ebenfalls überzufällig häufig Defizite in basalen auditiven Verarbeitungsprozessen auf.

4.2 Methode

4.2.1 Stichprobe

Rekrutierung

An der Untersuchung haben drei Stichprobegruppen teilgenommen: Kinder mit spezifischer Sprachentwicklungsstörung (SES), Kinder mit Aufmerksamkeitsdefizit-/Hyperaktivitätsstörung (ADHS) und eine Kontrollgruppe gesunder Probanden.

Die ADHS-Kinder wurden über die Abteilung der Psychiatrie und Psychotherapie im Kindes- und Jugendalter der Universitätsklinik Freiburg[41] rekrutiert; es waren Patienten aus der Ambulanz oder tagesklinischen Behandlung.

Bei der Rekrutierung von sprachentwicklungsgestörtern Kindern wurden Sprachheilschulen aus Freiburg und Südbaden als Partner mit einbezogen: die Sprachheilschule Freiburg [42], die Brüder-Grimm-Schule für Sprachbehinderte in Lahr[43] sowie die Albert-Julius-Sievert- Schule, eine Förder- und Sprachheilschule in Müllheim[44].

Die Kontrollgruppe mit gesunden Probanden entstand durch die Kooperation mit zwei Freiburger Regelschulen (Adolf-Reichwein-Schule[45] und Weiherhof-Schule[46]) mit dem Zweck, die Beeinflussung der Ergebnisse

---

[41] Abt. für Psychiatrie und Psychotherapie im Kindes- und Jugendalter, Universitätsklinik für Psychiatrie und Psychosomatik, Hauptstr. 8, 79104 Freiburg. Ärztlicher Direktor: Prof. Dr. Eberhard Schulz, Stellvertreter und Leitender Oberarzt: Dr. Klaus Hennighausen

[42] Sprachheilschule Freiburg, Sonder-/Förderschule, Lortzingstr. 1, 79106 Freiburg

[43] Förderschulen, Brüder-Grimm-Schule für Sprachbehinderte, Lotzbeckstr. 20, 77933 Lahr

[44] Albert-Julius-Sievert-Schule, Förder- und Sprachheilsschule, Goethestr. 18-24, 79379 Müllheim

[45] Adolf-Reichwein-Schule. Grundschule, Buggingerstr. 83, 79114 Freiburg

[46] Weiherhof-Realschule, Schlüsselstr. 5, 79104 Freiburg

durch soziale Schichtzugehörigkeit oder andere psychosoziale Faktoren auszuschließen. So handelte es sich bei den Schülern der Adolf-Reichwein-Schule um Kinder aus sozialschwachem Milieu und bei den Schülern der Weiherhof-Schule um Kinder mit einem akademischen familiären Hintergrund. Damit stellte die Kontrollgruppe eine repräsentative Auswahl altersgerecht entwickelter Kinder dar.

Einschluss- und Ausschlusskriterien

Es handelte sich dabei nur um Jungen im Alter zwischen 7 und 11 Jahren (2. oder 4. Klasse der Grundschule oder Sprachheilschule) mit Deutsch als Muttersprache.

Als Einschlusskriterium galt für alle Kinder, dass die nonverbale Intelligenz im Normbereich (IQ$\geq$80, gemessen mittels CFT oder CFT 1) liegen sollte. Zudem sollten die Kinder keine Beeinträchtigungen des peripheren Hör- und Sehvermögens, keine psychiatrischen oder neurologischen Störungen, außer der Aufmerksamkeitsdefizit-/Hyperaktivitätsstörung und/oder der spezifischen Sprachentwicklungsstörung aufweisen. Bei Probanden der Kontrollgruppe führte hingegen das Vorliegen anamnestischer Hinweise auf die SES und/oder ADHS, wie auch stark auffällige Ergebnisse in der CBCL zum Ausschluss aus der Studie.

Die Kinder durften auch keine Medikation mit psychotrop wirkenden Substanzen erhalten. Bei einzelnen Probanden, die aufgrund ihrer Aufmerksamkeitsprobleme und hyperaktiven Symptomatik mit Ritalin behandelt wurden, wurde die Dosis am Morgen vor der Testung nicht verabreicht, um eine Einwirkung des Medikamentes auf die Ergebnisse auszuschließen [47]. Die diagnostische Zuordnung zu den beiden Störungsbildern (SES und ADHS) erfolgte nach den Forschungskriterien des internationalen Klassifikationsschemas ICD-10 (Dilling et al., 1999).

Die Diagnose einer ADHS nach ICD-10 wurde in der Abteilung Psychiatrie und Psychotherapie im Kindes- und Jugendalter der Uniklinik Freiburg gestellt. Danach erfolgte eine Zuweisung an das Neurolinguistische Labor der Universität Freiburg[48].

---

[47]Die Ritalin-Einnahme erfolgt üblicherweise morgens und mittags. Da unsere Studienkinder vormittags getestet wurden, wurde die Morgendosis erst nach der Testung eingenommen, das heißt die letzte Medikation erfolgte einen Tag vorher, zur Mittagszeit.

[48]Philologische Fakultät/Deutsches Seminar I, Werthmannplatz 3, Postfach 225, 79085 Feiburg

Die Experimentalgruppe mit ADHS war in dem Sinne „unausgelesen", als hier zunächst keinerlei Hinweise auf Sprachverarbeitungsprobleme in der Vorgeschichte vorlagen. Vergleichbar galt, dass bei den SES-Kindern aus Sprachheilschulen keinerlei Hinweise auf Aufmerksamkeitsstörungen vorlagen. Solche Defizite wurden erst im Rahmen der genannten Untersuchung festgestellt.

Im Rahmen der vorliegenden Untersuchung erfolgte auch die Beurteilung der sprachlichen Fähigkeit der Kinder aus Sprachheilschulen mit dem „Heidelberger Sprachentwicklungstest" (HSET, Grimm & Schöler 1991). Damit wurde gewährleistet, dass bei allen Sprachheilschulkindern zum Untersuchungszeitpunkt eine spezifische Sprachentwicklungsstörung vorlag. Für die Diagnose einer spezifischen Sprachentwicklungsstörung musste die Leistung der Kinder mindestens 1,5 Standardabweichungen unter der Altersnorm bei durchschnittlicher nonverbaler Intelligenz (IQ≥80) liegen, und es hatte eine Diskrepanz von mindestens einer Standardabweichung der sprachlichen Leistung zur nonverbalen Intelligenz vorzuliegen (T-Wertpunkte≥10).

4.2.2 Untersuchungsablauf

Im Vorfeld der Untersuchung fand ein Elterngespräch statt, in dem die Eltern und Kinder über Inhalt und Ablauf der Untersuchung aufgeklärt wurden und auf die Freiwilligkeit der Untersuchung und die Möglichkeit, diese jederzeit abzubrechen, hingewiesen wurde. Die Eltern wurden anhand eines festen Anamnese-Schemas („Fragebogen zur medizinischen Vorgeschichte") z. B. zu kindlichen Aphasien, Schädel-Hirntraumen, Meningiten und mit Hilfe der deutschen Übersetzung der „Child Behaviour Checklist" (CBCL) nach Achenbach (1991) über Kompetenz, Verhaltensauffälligkeiten und emotionale Auffälligkeiten ihrer Kinder befragt. Anschließend gaben sie ihr schriftliches Einverständnis zur Teilnahme ihrer Kinder an der Studie, sowie zu Videoaufnahmen während der Untersuchung. Eine Anonymisierung der Daten wurde gewährleistet.

Jedes Kind erhielt vier etwa einstündige Untersuchungstermine. Die Testung erfolgte in den von Schulen und Klinik zur Verfügung gestellten Räumen und in den Räumlichkeiten des Neurolinguistischen Labors der Universität Freiburg und wurde von der Autorin in Zusammenarbeit mit anderen Projektmitarbeitern, wissenschaftlichen Hilfskräften des Neurolinguistischen Labors, durchgeführt. Die Kinder bekamen nach jeder Sitzung ein kleines Geschenk, und es wurden von uns auch die Fahrkosten übernommen.

Über die Ergebnisse der Testung wurden die Eltern ausführlich informiert. Es wurde zudem allen Eltern der Studienkinder, auch der „ausgeschiedenen" Kinder, eine weitere Untersuchung und Beratung im Rahmen der Ambulanz angeboten.

Zu Beginn der Untersuchung wurde die gesamte Ein- und Ausschlussdiagnostik erhoben. Erfüllten die Kinder die geforderten Einschlusskriterien nicht, wurden mit ihnen keine weiteren Untersuchungen durchgeführt (1. und 2. Sitzung). In der zweiten Sitzung wurden zudem die Leistungen der ADHS-Kinder in Aufmerksamkeitstests beurteilt, was jedoch nicht als Ein- und Ausschlusskriterium galt. Im nächsten Schritt (3. Sitzung) wurden die Kinder der SES-Experimentalgruppe mit Aufmerksamkeitstests und die Kinder der ADHS-Experimentalgruppe mit sprachlichen Testverfahren untersucht, um zu überprüfen, inwieweit sich bei den SES-Kindern Aufmerksamkeitsstörungen nachweisen lassen und inwieweit Sprachentwicklungsstörungen bei ADHS-Kindern anzutreffen sind. Auf der Suche nach Bedingungs- und Ursachenzusammenhängen zwischen den beiden Störungsbildern (SES und ADHS) wurden zuletzt alle Studienkinder mittels Diskriminations- und Nachsprechaufgaben auf zentralauditive Verarbeitung hinuntersucht. Dabei wurden folgende Fragen in den Mittelpunkt gestellt: 1. liegen basale auditive Diskriminationsschwierigkeiten bei den Experimentalgruppen vor, 2. welcher Art sind diese Diskriminationsschwierigkeiten und 3. welchen Schweregrad haben solche auditiven Verarbeitungsdefizite? Eine Übersicht über das besprochene Vorgehen wird in Tabelle 1 gegeben.

	KG	SES	ADHS
1. Sitzung	orientierende Hör- und Sehprüfung, Intelligenztest (CFT 1 oder CFT 20), Bremer Artikulationstest (BAT)	orientierende Hör- und Sehprüfung, Intelligenztest (CFT 1 oder CFT 20), Bremer Artikulationstest (BAT)	orientierende Hör- und Sehprüfung, Intelligenztest (CFT 1 oder CFT 20), Bremer Artikulationstest (BAT)
2. Sitzung	Teile des Heidelberger Sprachentwicklungstests (HSET) Untertests 1, 2, 3, 7 und 13	Teile des Heidelberger Sprachentwicklungstests (HSET) Untertests 1, 2, 3, 7 und 13	D2-Aufmerksamkeitsbelastungs-Test, Visual Scanning-Test zur selektiven Aufmerksamkeit , CPT-Daueraufmerksamkeitstest
3. Sitzung	D2-Aufmerksamkeitsbelastungs-Test, Visual Scanning-Test zur selektiven Aufmerksamkeit , CPT-Daueraufmerksamkeitstest	D2-Aufmerksamkeitsbelastungs-Test, Visual Scanning-Test zur selektiven Aufmerksamkeit , CPT-Daueraufmerksamkeitstest	Teile des Heidelberger Sprachentwicklungstests (HSET) Untertests 1, 2, 3, 7 und 13
4. Sitzung	Heidelberger Lautdifferenzierungstest (HLAD), Mottier-Test, Bremer Lautdiskriminationstest (BLDT)	Heidelberger Lautdifferenzierungstest (HLAD), Mottier-Test, Bremer Lautdiskriminationstest (BLDT)	Heidelberger Lautdifferenzierungstest (HLAD), Mottier-Test, Bremer Lautdiskriminationstest (BLDT)

Tabelle 1: Überblick über den Untersuchungsablauf

4.2.3 Untersuchungsinstrumentarium

4.2.3.1 Elternfragebögen und andere diagnostische Verfahren

Fragebogen zur Medizinischen Vorgeschichte

Mit dem Fragebogen zur Medizinischen Vorgeschichte sollten folgende Fragen beantwortet werden:

- ob das Kind eine Brille trägt oder eine Sehbehinderung hat?

- ob das Kind Hörprobleme hat, oder ob es schwerhörig ist?

- ob das Kind zurzeit Medikamente einnimmt, und welche?

- ob das Kind jemals eine Schädel-Hirnverletzung hatte? Wenn ja, welcher Art, und in welchem Alter?

- ob das Kind unter sonstigen schweren Erkrankungen litt? Wenn ja, unter welchen und wann und wie es behandelt wurde?

- ob während der Schwangerschaft ernste Erkrankungen oder Komplikationen aufgetreten sind, oder ob es nach der Geburt zu solchen gekommen ist?

„Child Behavior Checklist" (CBCL) Elternfragebogen über das Verhalten von Kindern und Jugendlichen (Achenbach, 1991)

Für die vorliegende Studie wurde der zweite Teil des Fragebogens, die sog. Problem-Items, vorgelegt. 120 Items dieses Fragebogen-Teils bilden 8 Syndromskalen, die in drei Gruppen zusammengefasst werden: internalisierende Störungen, externalisierende Störungen sowie gemischte Störungen, die weder den internalisierenden noch den externalisierenden Störungen zugeordnet werden können. Zu internalisierenden Störungen gehören Skalen wie: sozialer Rückzug, körperliche Beschwerden, Angst/ Depressivität. Die externalisierenden Störungen umfassen die Skalen: delinquentes Verhalten und aggressives Verhalten. Zu der Gruppe der gemischten Störungen zählen die Skalen: soziale Probleme, schizoid/zwanghaft, Aufmerksamkeitsstörungen und sexuelle Probleme.

Den Eltern stand eine dreistufige Beurteilungsskala zur Verfügung von 0=nicht zutreffend, über 1=etwas oder manchmal zutreffend bis 2=genau oder häufig zutreffend.

Für alle genannten Skalen lassen sich die Rohwerte in T-Werte umwandeln und es lässt sich ein Gesamtwert ablesen, in den alle Skalen, sowie die übrigen Items eingehen. Bei den Subskalen ist ein T-Wert von 70 oder höher als klinisch auffällig zu werten, bei den übergeordneten Skalen und dem Gesamtwert gilt als cut-off für klinische Auffälligkeiten ein T-Wert von 63 und T-Werte zwischen 60 und 63 werden als Übergangsbereich definiert.

Orientierende Hör- und Sehprüfung

Die Sehschärfe wurde mit Hilfe handelsüblicher Sehtafeln für die Fernsicht (5m) für jedes Auge geprüft, wobei eine Sehhilfe (Kontaktlinsen oder Brille), wenn vorhanden, während der Untersuchung getragen werden sollte. Als Sehstörung galt ein Visus von weniger als 0,8 auf einem der beiden Augen. Das Hörvermögen wurde ohne Einsatz von audiometrischen Verfahren geprüft, indem der Versuchsleiter zunächst leicht auf das eine und dann auf das andere Ohr drückte und dabei drei Fragen stellte, die der Proband beantworten sollte.

Intelligenztest (CFT 1 oder CFT 20)

Zur Erfassung der nonverbalen Intelligenz wurde mit allen Kindern abhängig vom Alter entweder CFT 1 (Weiß & Osterlang, 1997) oder CFT 20 (Weiß, 1998) durchgeführt. Beide Verfahren stellen eine deutsche, zum Teil partielle Adaptation des „Culture Fair Intelligence" Tests (Skalen 1 und 2) dar.

Der CFT 1 ist ein Gruppenverfahren und gliedert sich in 5 Untertests mit 5 verschiedenen Aufgabenstellungen: Subtest 1: Substitutionen, Subtest 2: Labyrinthe, Subtest 3: Klassifikationen, Subtest 4: Ähnlichkeiten, Subtest 5: Matrizen. Zu diesem Test bestehen repräsentative Altersnormen für Kinder im Alter von 5,3–9,5 Jahren sowie Schulstandardwerte für Kindergarten und Vorschule, für die 1.–3. Klasse der Grundschule und für die Sonderschule für Lernbehinderte, Klasse 1.–4.

Der CFT 20 ist hingegen für Kinder von 8,5 bis 18 Jahren und Erwachsene normiert. Klassennormwerte stehen für das 5.–10. Schuljahr und Schulstandardwerte für Grundschulklasse 3 und 4, sowie für Berufsschulen (1. und 2. Schuljahr) zur Verfügung. Der CFT 20 besteht aus zwei Testteilen und jeder Testteil insgesamt aus 46 Items, die in je 4 sprachfreie, nach Schwierigkeitsgrad geordnete Aufgaben zusammengestellt wurden: Subtest 1: Reihenfortsetzen, Subtest 2: Klassifikationen, Subtest 3: Matrizen, Subtest 4: topologische Schlussfolgerungen. Die richtige Antwort muss aus fünf Antwortalternativen gewählt werden („multiple choice") und wird auf einem separaten Antwortbogen markiert.

Die durchschnittliche Untersuchungsdauer (inklusive Instruktion und Pausen) für den CFT 1 beträgt 45 Min. für die Klassen 2 und 3 der Grundschule für die Grundschulklasse 1 sind es 50 Min. und für den Sonderschulbereich 50 bis 55 Min. Für den CFT 20 werden hingegen ca. 60 Min. benötigt.

Aus der Summe der Unterskalenwerte lässt sich ein nonverbaler Intelligenzquotient ermitteln. Als Ausschlusskriterium galt in der vorliegenden Untersuchung der IQ-Wert unter 80.

4.2.3.2 Sprachliche Tests

Heidelberger Sprachentwicklungstest (HSET)

Der Heidelberger Sprachentwicklungstest (HSET; Grimm & Schöler, 1991) gilt im deutschsprachigen Raum als eine verbreitete Testbatterie zur Ermittlung des Entwicklungsstands verschiedener sprachlicher Fähigkeiten. Der HSET wird zwar als Testverfahren kritisiert, es gilt aber zugleich, dass bislang keine ernstzunehmende testdiagnostische Alternative vorliegt. Mit Hilfe von 13 Untertests sollen die Bereiche Satzstruktur, morphologische Struktur, Satzbedeutung, Wortbedeutung, interaktive Bedeutung sowie deren Integration erfasst werden.

Im Rahmen der vorliegenden Untersuchung wurde HSET teils zur diagnostischen Nachuntersuchung der sprachentwicklungsgestörten Kinder aus Sprachheilschulen und zum anderen Teil als Testdesign zur Überprüfung der sprachlichen Leistungen bei den ADHS-Kindern verwendet. Ob ein Kind sprachentwicklungsgestört ist, wurde unter Anwendung von fünf ausgewählten Subtests ermittelt:

- „Verstehen grammatischer Strukturformen" (Teiltest 1 VS) – durch die Überprüfung der Fähigkeit, verschiedene komplexe Sätze zu verstehen, gibt dieser Untertest Auskunft über das erworbene grammatische (linguistische) Regelwissen

- „Plural-Singular-Bildung" (Teiltest 2 PS) – überprüft, ob die semantische Unterscheidung in Einzahl/Mehrzahl regelhaft morphologisch gekennzeichnet werden kann

- „Imitation grammatischer Strukturformen" (Teiltest 3 IS) – gibt Aufschluss über die Anwendung entwicklungsspezifischer Regeln

- „Begriffsklassifikation" (Teiltest 7 BK) – sagt aus, auf welcher semantisch-kognitiven Strukturierungsebene Kinder in der Lage sind zu operieren

- „Textgedächtnis" (Teiltest 13 TG) – hier soll ein semantisch sinnvoller Text nach einer längeren Zeitspanne rekonstruiert werden.

Die Untersuchungsdauer betrug ca. 28 Min. + Untertest TG. Der Test ist auf den Altersbereich von etwa 3 bis 9 Jahren ausgerichtet.

Bremer Artikulationstest (BAT)

Auf Lautunterscheidungsfähigkeit wurden die Kinder mit einem gängigen logopädischen Artikulationstest, dem Bremer Artikulationstest (BAT; Niemeyer, 1999) untersucht. Der BAT enthält eine Reihe von Wörtern, die Sigmatismen[49] verschiedener Art rasch erkennen lassen, berücksichtigt Buchstabenverbindungen, die im Falle falscher Reproduktion auf ein (vielleicht bereits abgeklungenes) Stammeln hindeuten und gibt auch die Möglichkeit festzustellen, ob ein Kind fähig ist, harte und weiche Konsonanten sprechmotorisch einwandfrei nachzuvollziehen.

Von einer weiblichen Sprecherin vorgesprochen (langsam und deutlich, mit einer gewissen Monotonie) wurden den Studienkindern 100 kritische Wörter von einer Kassette vorgespielt, mit der Aufgabestellung, jedes Wort so nachzusprechen, wie man es gehört hatte. Die Durchführung des BATs dauert ca. 5 Minuten.

Als Fehler zählen grundsätzlich jeder falsch gebildete Laut, besonders S-Laute (Sigmatismen), Falschbildungen bei harten und weichen Konsonanten, hinzugefügte und/oder ausgelassene Buchstaben/Silben/Phoneme, sowie undeutlich wiedergegebene Wörter. In jedem Wort wird nur ein Fehler angerechnet. Die vorliegenden Normen gelten für die zweite Schulklasse, sie können jedoch auch als Richtwerte für jüngere oder ältere Kinder herangezogen werden.

4.2.3.3 Aufmerksamkeitstests

Test-D2 Aufmerksamkeits-Belastungs-Test

Der D2-Test (Birkenkamp, 1994) ist ein in Europa und insbesondere in den deutschsprachigen Ländern verbreitetes Testverfahren zur Untersuchung der selektiven Aufmerksamkeit. Auf der Vorderseite des Testbogens befindet sich eine Übungszeile, die dem Probanden erstmal hilft, sich mit der Testaufgabe vertraut zu machen. Die Rückseite des Blattes ist im DIN-A4-Querformat mit 14 Testzeilen bedruckt, jede dieser Zeilen setzt sich wiederum aus 47 Zeichen zusammen. Insgesamt gibt es 16 verschiedene Zeichen, die aus der Kombination der Buchstaben d und p mit einem, zwei, drei oder vier Strichen versehen, bestehen. Aus der gemischten Reihenfolge sollten die Probanden jedes d, das mit zwei Strichen versehen ist, durchstreichen. Die Vorkommenshäufigkeit rele-

---

[49]Sigmatismus: Sprachfehler, der sich in Lispeln äußert.

vanter Stimuli (der durchzustreichenden d-Buchstaben) im Vergleich zu den irrelevanten beträgt ca. 1:1,2. Die Testungsdauer war begrenzt und betrug 20 Sekunden pro Zeile.

Bei der Auswertung der Rohdaten wurden folgende Messwerte erhoben: GZ (Gesamtzahl aller bearbeiteten Zeichen), GZ-F (Gesamtleistung), KL (Konzentrationsleistungswert), F (Fehlerrohwert), F-Ver. (Fehlerverteilung), F % (Fehlerprozentwert) und SB (Schwankungsbreite). Die verfügbaren Normtabellen gelten erst für Probanden ab dem 9. Lebensjahr. Der Test gilt jedoch als im ganzen Grundschulbereich anwendbar.

Visual Scanning (VS)

Der Visual Scanning-Test ist ein Computerprogramm zur Erfassung der selektiven Aufmerksamkeit. Auf dem Bildschirm wird eine Reihe von Zeichen oder Buchstaben dargeboten, unter denen der Proband ein bestimmtes Zeichen oder einen bestimmten Buchstaben zu erkennen hat. Die Antwort erfordert eine motorische Reaktion durch das Niederdrücken einer Maus-Taste. Den Probanden wurde so viel Zeit wie notwenig zur Lösung der Aufgabe gelassen. Zudem ging der eigentlichen Aufgabe eine Übungsphase voraus. In die statistische Auswertung gingen die Mittelwerte der Fehlerzahl (Aufmerksamkeitsleistung) und der Reaktionszeit (Schnelligkeit der Antwort) ein.

Continuous Performance Test (CPT)

Der Continuous Performance-Test (CPT; Knye, Roth, Westhus & Heine, 1996) ist von seiner ursprünglichen Konzeption her ein Messinstrument zur Erfassung der Daueraufmerksamkeit. In einer reizarmen, monotonen Umgebung sollte der Proband aus sequentiell dargebotenen Buchstaben einen bestimmten Buchstaben (Zielreiz) erkennen und eine entsprechende motorische Antwort geben. Für die vorliegende Studie wurde die zweistufige Variante des Tests verwendet, in der nur auf die unmittelbare Abfolge zweier bestimmter Buchstaben zu reagieren ist (Reihenfolge OX). Mit anderen Worten, tritt in der Sequenz der erste relevante Buchstabe auf, ist keine motorische Reaktion gefordert; es gilt abzuwarten, ob der folgende Buchstabe auch der richtige ist. Den ersten Buchstaben der Sequenz kann man somit als „Aufmerksamkeitsreiz" (*primer*) auffassen und den folgenden zweiten relevanten Buchstaben als Zielreiz (*target*). Die Unterscheidung zwischen irrelevanten und relevanten Reizen erfordert eine „selektive" Aufmerksamkeitsleistung. Die Untersuchungsdauer mit dem CPT-Test betrug 15 Minuten. Auch hier ging der eigentlichen

Aufgabe eine Übungsphase voraus, in der der Proband Feedback zu seinen Antworten (falsch oder richtig) bekam.

Statistisch relevant waren in dieser Aufgabe die Mittelwerte der Reaktionszeit und die Anzahl der Fehler, wobei hier zwei Fehlerarten möglich sind. Es kann die Reaktion auf eine Nontarget-Sequenz erfolgen, dann liegt ein Commissionsfehler vor (=Aktionsfehler durch Drücken der Leertaste zum falschen Zeitpunkt), oder die geforderte Reaktion auf die Zielsequenz kann ausbleiben, dann liegt ein Omissionsfehler (=Auslassungsfehler) vor. Im Weiteren wird angenommen, dass Omissionsfehler in Aufmerksamkeitstests auf die eigentliche Aufmerksamkeitseinschränkung hindeuten, wohingegen Comissionsfehler über die Impulsivität eines Kindes Aufschluss geben.

4.2.3.4 Tests zur Untersuchung der zentral-auditiven Verarbeitung

Heidelberger Lautdifferenzierungstest (HLAD; Brunner et al., 1999)

Für die vorliegende Studie kamen die Untertests 1 und 2 zur Anwendung, mit denen die Überprüfung der auditiven und kinästhetischen Differenzierungsfähigkeit möglich ist. Im Untertest 1 „Differenzierung von Konsonanten" hatten die Kinder die vorgegebenen Wort- und Silbenpaare als gleich oder verschieden zu klassifizieren (auditiver Teil) und sollten diese auch nachsprechen (kinästhetischer Teil). Im Untertest 2 „Analyse und Differenzierung von Konsonantenhäufung im Anlaut" wurde hingegen geprüft, inwieweit die Kinder Konsonantenhäufungen bei Verschlusslauten als zwei isolierte Laute wahrnehmen und diese korrekt wiedergeben können, sowie auch die phonologische Bewusstheit. Der Untertest 1 bestand aus 32 Items, es waren 9 Silben- und 23 Wortpaare und der Untertest 2 aus 12 Items.

Zur Testpräsentation wurde ein Laptop verwendet. Der Ergebnisfragebogen wurde ebenfalls durch den Computer erstellt. Die Rohwerte waren dann mittels der Tabellen in Prozentrangnormen und T-Werte zu transformieren. Der HLAD ist vorläufig für die 2. und 4. Klasse normiert, jedoch im ganzen Grundschulbereich anwendbar.

Mottiertest

Der Mottiertest (Linder & Grissemann, 1980) ist ein Zusatzverfahren des Züricher Lesetests – zur Prüfung der phonematischen Speicherung der sprechmotorischen Koordination und der Artikulation. Dabei wurde von den Kindern das Nachsprechen von sinnfreien Wortgebilden, die aus einer unterschiedlichen Anzahl von offenen Silben bestehen, gefordert. Die Wortliste für diese Aufgabe bestand aus 30 Items, die in 5 Blöcke unterteilt waren, wobei die Silbenzahl mit jedem Block um eine Silbe zunahm (bis zu sechs Silben).

Von einer weiblichen Sprecherin vorgesprochen – deutlich und unter gleicher Betonung jeder Silbe – wurden die Wortgebilde, während der Testung von der Kassette abgespielt, mit der Anweisung, diese „Wörter" möglichst korrekt nachzusprechen. Die falsch wiedergegebenen Wortgebilde wurden protokolliert und die Zahl der richtig reproduzierten „Wörter" war mit den Normwerten zu vergleichen.

Bremer Lautdiskriminationstest (BLDT)

Der Bremer Lautdiskriminationstest (BLDT; Niemeyer, 1999) besteht aus 66 Wortpaaren, von denen 14 gleich sind. Der Test berücksichtigt wesentliche in der deutschen Sprache auftretende Phoneme, die paarweise dargeboten, von den Probanden als gleich, oder verschieden zu klassifizieren waren. Der BLDT möchte sowohl die Art, als auch den Schweregrad der Minderleistung beim Lautdiskriminieren bestimmen.

Die Testdauer betrug etwa 20 Minuten; sie konnte jedoch je nach dem Alter der Kinder um 5 bis 10 Minuten variieren. Alle Wortpaare wurden von einer weiblichen Sprecherin vorgesprochen und während der Testung von der Kassette vorgespielt.

Grundsätzlich zählte jedes falsch identifizierte oder ausgelassene Wortpaar als Fehler. Die Auswertung erfolgte anhand der Normtabelle, aus der die Werte für den Prozentrang (PR), die T-Werte, sowie der Leistungsbereich zu entnehmen sind. Ferner lässt sich eine qualitative Fehleranalyse anschließen. Zurzeit liegen Normen nur für die zweite Klasse vor. Diese können jedoch als Richtwerte für etwas jüngere oder ältere Kinder herangezogen werden.

4.2.4 Statistische Auswertung

Die Ergebnisse dieser Untersuchung basieren auf den Daten aus drei Stichproben. Mittelwerte und Varianzen wurden mittels Tabellen und Boxplots graphisch dargestellt. Alle Fragestellungen, die einen Vergleich

der beiden Experimentalgruppen und der Kontrollgruppe beinhalten,
wurden mit Hilfe von varianzanalytischen Verfahren geprüft.

Im ersten Schritt wurde mit den drei Stichproben eine einfaktorielle
Varianzanalyse durchgeführt. Der einfaktoriellen Varianzanalyse folg-
ten Mehrfachvergleiche mittels post-hoc-LSD-Tests (geringste signifikante Differenz im t-Test). Bei dem üblichen Signifikanzniveau, also einer
Irrtumswahrscheinlichkeit von 5 %, ist bei so vielen Tests mit einer Reihe fälschlich positiver Testergebnisse zu rechnen. Um diesen Nachteil
auszugleichen, wurden für die gesamte Testreihe weitere Korrekturen
mit den post-hoc-Tests Bonferroni und Duncan durchgeführt, um der
Alphafehler-Inflationierung entgegenzuwirken.

Die statistische Auswertung wurde mit dem SPSS-Programm für Win-
dows (*Statistic programm for social science*), Version 11,5, durchgeführt.

5 Ergebnisse

5.1 Beschreibung der Stichprobe

Im Rahmen der vorliegenden Studie wurden insgesamt 72 Kinder untersucht, von denen 18 die Eingangskriterien nicht erfüllten; es waren dies im Einzelnen 13 Sprachheilschüler, 1 Kind aus der Universitätsklinik für Psychiatrie und Psychotherapie im Kindes- und Jugendalter und 4 gesunde Kinder aus der Kontrollgruppe[50]. Demnach gingen in die explorative Analyse die Daten von 54 Kindern ein. Die SES-Experimentalgruppe zählte 15 Kinder, die ADHS-Experimentalgruppe 13 und die Kontrollgruppe 26 Kinder. Die Häufigkeiten der einzelnen Untersuchungsgruppen sind in der Abbildung 5 graphisch dargestellt.

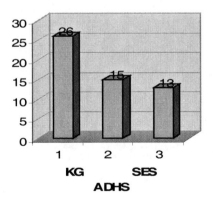

Abbildung 5: Häufigkeit der einzelnen Stichproben

---

[50] Ein- und Ausschlusskriterien sind im Kapitel 4.2.1 dargestellt.

An der Studie nahmen nur Jungen im Alter zwischen 7 und 11 Jahren teil (Mittelwert: 8,5 Jahre, Varianz Sx: 82,8–128 Monate). Unter ihnen waren 15 Erstklässler (28 %), 24 Zweitklässler (44 %), 13 Drittklässler (24 %) und zwei Viertklässler (4 %).

Alle drei Gruppen zeigten gemäß dem Einschlusskriterium eine durchschnittliche nonverbale Intelligenz (gemessen mittels CFT 1/CFT 20), es fanden sich hier allerdings Unterschiede zwischen den einzelnen Untersuchungsgruppen. Der höchste Mittelwert war in der Gruppe gesunder Kontrollkinder (Mittelwert und Standardabweichung: 110, 92 (10,78)) zu verzeichnen und der niedrigste in der Gruppe sprachentwicklungsgestörter Kinder (97,40 (11,25)), die mit ADHS diagnostizierten Kinder rangierten mit ihrem Ergebnis in der Mitte zwischen den SES- und Kontrollkindern (102,85 (10,38); siehe dazu die Tabelle 2).

Vergleiche mittels einfaktorieller Varianzanalyse ließen die beobachteten Unterschiede zwischen den drei Stichproben als signifikant erkennen (F=7,84, df=2;51, p=,001). Einzelvergleiche mit Hilfe des post-hoc LSD-Tests (geringste signifikante Differenz im t-Test) zeigten signifikante Unterschiede im IQ-Wert, zum einen zwischen der SES-Gruppe und der Kontrollgruppe (p<,001) und zum anderen zwischen der ADHS-Gruppe und der Kontrollgruppe (p=,033) auf. Eine Signifikanz ergab sich auch beim Vergleich der beiden Experimentalgruppen (SES vs. ADHS; p<,001). Die besprochenen CFT-Ergebnisse veranschaulicht Abbildung 6, und die deskriptive Statistik der Gesamtstichprobe, unterteilt nach Gruppen, gibt Tabelle 2 wieder.

Variable	KG	SES	ADHS
Anzahl	26	15	13
Alter	8,64 (,73)	8,32 (,91)	8,44 (1,04)
Varianz Sx	7,6-10,0	6,8-10,0	7,0-10,7
Schulklasse	2,32 (,48)	1,40 (,63)	2,25 (1,14)
CFT IQ gesamt	110, 92 (10,78)	97,40 (11,25)	102,85 (10,38)
Varianz Sx	84-128	87-121	85-121

Tabelle 2: Deskriptive Statistik der drei Untersuchungsgruppen (es sind jeweils Mittelwerte mit der Standardabweichung in Klammern angegeben).

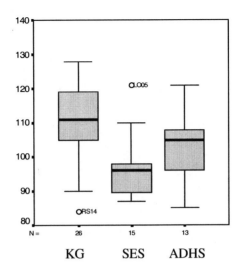

Abbildung 6: CFT – IQ Gesamt[51]

5.2 Ergebnisse der CBCL

Der CBCL-Elternfragebogen („Child Behavior Checklist" – Achenbach, 1991) ist ein diagnostisches Verfahren zur Erfassung von Kompetenzen, Verhaltensauffälligkeiten und emotionalen Auffälligkeiten bei Kindern. Als cut-off für klinische Auffälligkeiten galt für die vorliegende Studie ein T-Wert von 63[52].

In Hinblick auf die Mittelwerte lassen sich hier bedeutsame Unterschiede zwischen den beiden Experimentalgruppen (SES und ADHS) und der Kontrollgruppe in dem CBCL-Gesamtwert wie auch in den internalisierenden und externalisierenden Störungen feststellen, die auf Auffälligkeiten der SES- und ADHS-Kinder in diesen Bereichen hindeuten[53].

---

[51] In den Boxplot-Graphiken werden Mittelwertunterschiede mit Standardabweichung (90%) und Varianzen Sx (beide Grenzen 25%) zwischen den drei Untersuchungsgruppen gezeigt. Die Abbildung 6 zeigt zusätzlich die Ausreißer der einzelnen Untersuchungsgruppen.

[52] dazu schon im Kapitel 4.2.3.1

[53] Die externalisierenden Störungen umfassen die Skalen: delinquentes Verhalten und aggressives Verhalten. Zu internalisierenden Störungen gehören Skalen: sozialer Rückzug, körperliche Beschwerden, Angst/Depressivität.

Vergleiche mittels einfaktorieller Varianzanalyse zeigen auf, dass die beobachteten Gruppenunterschiede signifikant sind (siehe dazu Tabelle 3).

Variable	KG	SES	ADHS	F (df) p
Internalisierende Symptome	55,20 (8,29)	68,36 (9,87)	66,85 (8,22)	13,28 (2;49) p<,001
Externalisierende Symptome	56,00 (7,78)	65,22 (8,82)	66,85 (8,31)	9,79 (2;49) p<,001
Gesamt	53,32 (10,05)	67,57 (8,68)	69,38 (8,54)	17,11 (2;49) p<,001

Tabelle 3: Mittelwerte (Standardabweichungen in Klammern) für die CB-
CL, getrennt nach drei Untersuchungsgruppen, und einfaktorielle Varianzanalyse

Die Einzelvergleiche mit dem post-hoc LSD-Test ergaben wiederum, dass
sich die Kinder der SES-Gruppe von den Kindern der Kontrollgruppe signifikant im CBCL-Gesamtwert (p<,001) wie auch in internalisierenden (p<,001) und externalisiernden (p=,001) Symptomskalen unterschieden. Auch die Kinder der ADHS-Gruppe unterschieden sich signifikant von den Kontrollkindern im CBCL-Gesamtwert (p<,001) und in
internalisierenden (p<,001) und externalisierenden (p<,001) Symptomskalen. Beim Vergleich zwischen den beiden Experimentalgruppen SES
und ADHS wurden hingegen keine signifikanten Unterschiede gefunden.
Die Boxplots zu den internalisierenden und externalisierenden Sympto-
men wie auch zu dem Gesamt-Wert befinden sich im Anhang.

Als besonders interessant erweist sich in diesem Zusammenhang das Ergebnis der Subskala CBCL 6 „Aufmerksamkeitsprobleme", das auf eine
eingeschränkte Aufmerksamkeitsleistung, sowohl der ADHS-Kinder, als
auch der SES-Kinder hindeutet. Der hier beobachtete Mittelwertunter-
schied zwischen der Gruppe der ADHS-Kinder und der Kontrollgruppe,
der Gruppe der SES-Kinder und der Kontrollgruppe sowie zwischen den
beiden Experimentalgruppen (SES vs. ADHS) wird als signifikant durch
die einfaktorielle Varianzanalyse (F=19,07, df=2;49, p<,001) mit dem
nachfolgenden LSD-Test bezeichnet (KG vs. SES p=,001, KG vs. AD-
HS p<,001, SES vs. ADHS p=,035). Dieses Ergebnis ist der Tabelle 4
und dem in der Abbildung 7 dargestellten Boxplot zu entnehmen (die
Boxplots zu den einzelnen Subskalen befinden sich im Anhang).

Variable	KG	SES	ADHS
Sozialer Rückzug	2,28 (2,17)	6,29 (2,92)	5,46 (3,15)
Körperliche Beschwerden	,68 (,90)	2,43 (2,95)	2,08 (2,18)
Ängstlich depressiv	2,92 (2,61)	7,71 (6,11)	8,31 (5,65)
Soziale Probleme	,96 (1,74)	3,79 (3,07)	5,46 (4,70)
Schizoid/ zwanghaft	,52 (,92)	2,43 (2,03)	1,92 (1,44)
Aufmerksamkeitsprobleme	**2,80 (2,43)**	**6,50 (3,86)**	**9,08 (3,28)**
Dissoziales Verhalten	2,44 (1,76)	5,43 (4,99)	4,46 (2,79)
Aggressives Verhalten	7,80 (4,86)	15,07 (8,40)	17,08 (8,95)

Tabelle 4: Mittelwerte (Standardabweichungen in Klammern) für die CB-CL, getrennt nach drei Untersuchungsgruppen

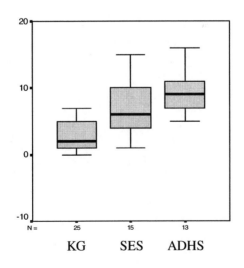

Abbildung 7: CBCL 6 - Aufmerksamkeitsprobleme

5.3 Ergebnisse der sprachlichen Tests

Der Entwicklungsstand der sprachlichen Fähigkeiten der Kinder aller Untersuchungsgruppen wurde mit dem „Heidelberger Sprachentwicklungstest" (HSET – Untertest: 1, 2, 3, 7, 13) untersucht[54]. Dazu wurde auch die Artikulation der Kinder mit dem „Bremer Artikulationstest" (BAT) überprüft.

Die in der Tabelle 5 dargestellten Mittelwerte lassen statistisch bedeutsame Unterschiede bei den Gruppen erkennen. Demnach erbrachten die Kinder der SES-Experimentalgruppe deutlich schlechtere Ergebnisse in allen fünf Untertests des HSETs als die unauffälligen Kinder der Kontrollgruppe. Auch die Kinder der ADHS-Experimentalgruppe erwiesen sich in ihrer sprachlichen Leistung als schlechter im Vergleich zu den Kontrollkindern, jedoch deutlich besser als die Kinder der SES-Gruppe. Die einfaktorielle Varianzanalyse lässt uns die beobachteten Gruppenunterschiede als statistisch signifikant feststellen (siehe dazu ebenso Tabelle 5).

Variable	KG	SES	ADHS	F (df) p
BAT	41,03 (7,75)	28,98 (4,88)	38,74 (7,75)	14,19 (2;51) p<,001
HSET-Verstehen	52,04 (9,09)	35,47 (6,63)	48,46 (8,12)	19,64 (2;51) p<,001
HSET-Pl.-Sing.	49,65 (10,84)	34,47 (5,36)	41,69 (5,92)	15,26 (2;51) p<,001
HSET-Imitation	52,73 (7,71)	27,61 (11,18)	40,54 (11,15)	32,84 (2;51) p<,001
HSET-Begriffsklassifikation	47,15 (9,69)	39,53 (7,99)	46,69 (11,91)	3,13 (2;51) p=,052
HSET-Textgedächtnis	58,85 (11,64)	38,73 (8,76)	47,77 (8,77)	10,303 (2;51) p<,001

Tabelle 5: Vergleich sprachlicher Leistung zwischen drei Untersuchungsgruppen (Mittelwerte mit Standardabweichung und einfaktorielle Varianzanalyse)

---

[54] „Verstehen grammatischer Strukturformen" (VS), „Plural-Singular-Bildung" (PS), „Imitation grammatischer Strukturformen" (IS), „Begriffsklassifikation" (BK), „Textgedächtnis"(TG).

Die Einzelvergleiche mit dem post-hoc LSD-Test lassen uns die Kinder aus Sprachheilschulen als sprachentwicklungsgestörte Kinder von den Kontrollkindern unterscheiden, indem bei ihnen signifikant schlechtere Leistungen im HSET-Test nachgewiesen wurden. So in folgenden Untertests: „Verstehen grammatischer Strukturformen" (p<,001), „Plural-Singular-Bildung" (p<,001), „Imitation grammatischer Strukturformen" (p<,001), „Begriffsklassifikation" (p=,021) und „Textgedächtnis" (p<,001). Auch in der Artikulationsaufgabe schnitten die SES-Kinder signifikant schlechter ab als die unauffälligen Kontrollkinder (p<,001).

Doch schneiden auch die ADHS-Probanden in zwei HSET- Untertests „Plural-Singular" (PS, p=,009) und „Imitation grammatischer Strukturformen" (IS, p<,001) signifikant schlechter als die Kontrollkinder ab, und es besteht auch eine Tendenz in Richtung auf signifikante Unterschiede in dem Untertest „Textgedächtnis" (TG, p=,088).

Dass sich die SES- und ADHS-Kinder bezüglich ihrer sprachlichen Kompetenz voneinander signifikant unterscheiden, konnte durch den Vergleich zwischen den beiden Experimentalgruppen (SES und ADHS) abgesichert werden: „Verstehen grammatischer Strukturformen" (p<,001), „Plural-Singular-Bildung" (p=,031), „Imitation grammatischer Strukturformen" (p=,001), „Textgedächtnis" (p=,024), BAT (p=,001). Die einzige Ausnahme bildet hier der Untertest „Begriffsklassifikation" (BK), in dem die beiden Gruppen eine vergleichbare Leistung erbrachten.

Die Auffälligkeiten der Kinder werden zusätzlich durch die ausgewählten Boxplots-Graphiken veranschaulicht (vgl. dazu die Abbildungen 8, 9, 10)[55]. Die Boxplots zu den restlichen HSET-Untertests sowie zu dem BAT-Test finden sich im Anhang.

---

[55] Die Boxplot-Graphiken 8 und 9 zeigen zusätzlich die Ausreißer der einzelnen Untersuchungsgruppen.

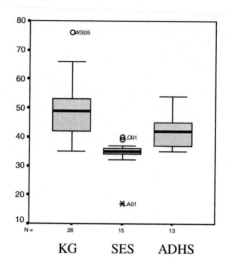

Abbildung 8: HSET – Plural-Singular-Bildung

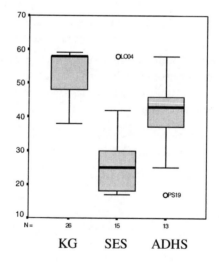

Abbildung 9: HSET – Imitation grammatischer Strukturformen

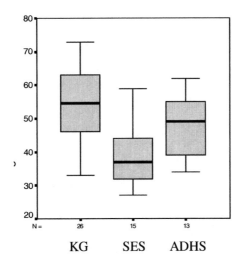

Abbildung 10: HSET – Textgedächtnis

5.4 Ergebnisse der Aufmerksamkeitstests

Im Rahmen der Untersuchung der Aufmerksamkeitsleistung wurden die Kinder mit verschiedenen Verfahren zur Messung von selektiver und Daueraufmerksamkeit getestet: „Continuous Performance Test" (CPT), „Visual Scanning"(VS) und „D2-Aufmerksamkeits-Belastungs-Test" [56].

Ein Vergleich der Mittelwerte aus diesen Aufgaben wie auch ein Vergleich mittels einfaktorieller Varianzanalyse für die drei Stichproben sind in der Tabelle 6 dargestellt. Signifikanten Unterschiede zwischen den Gruppen wurden hier nur in einem der durchgeführten Tests deutlich, in dem „Continuous Performance Test" (CPT), und zwar hinsichtlich der Anzahl der Fehler sowie der Art dieser Fehler (Omissionsfehler – Auslassungsfehler) [57].

---

[56] Siehe dazu schon im Kapitel 4.2.3.3.
[57] Siehe dazu schon im Kapitel 4.2.3.3 bei „Continuous Performance Test" (CPT).

Variable	KG	SES	ADHS	F (df) p
D2 GZ-F	218,42 (42,69)	190,67 (59,68)	219,15 (60,74)	1,55 (2;51) n.s.
CPT Reaktionszeit	522,71 (89,08)	552,40 (137,67)	524,61 (71,98)	,45 (2;51) n.s.
CPT Anzahl korrekt	38,62 (1,39)	34,93 (7,45)	36,31 (4,66)	3,24 (2;51) p=,047
Omission	1,38 (1,38)	5,06 (7,44)	3,69 (4,66)	3,24 (2;51) p=,047
Commission all	3,04 (5,05)	11,46 (23,69)	5,85 (9,71)	1,79 (2;51) n.s.
Commission after 0	,88 (1,86)	6,06 (16,81)	1,62 (2,69)	1,66 (2;51) n.s.
VS Anzahl richtig	10,96 (1,31)	10,33 (1,24)	10,38 (1,89)	1,17 (2;51) n.s.
VS Reaktionszeit	33391,24 (20413,44)	41253,76 (27213,76)	34061,55 (17921,90)	,66 (2;51) n.s.

Tabelle 6: Vergleich der Aufmerksamkeitsleistung zwischen drei Untersuchungsgruppen (Mittelwerte mit Standardabweichung und einfaktorielle Varianzanalyse)

Differenziert man diese Ergebnisse mittels post-hoc-Analysen mit dem LSD-Test, so ergab sich hier ein unerwartetes Ergebnis. Die zu erwartenden Unterschiede zwischen den ADHS- und Kontrollkindern konnten aus den vorliegenden Daten nicht bestätigt werden. Die ADHS-Kinder unterschieden sich in keinem der hier angewendeten Tests signifikant von den Kontrollkindern. Der signifikante Unterschied in dem CPT-Test ist dem Vergleich zwischen den sprachentwicklungsgestörten Kindern und unauffälligen Kontrollkindern zuzuschreiben. Die SES-Kinder machten in dieser Aufgabe signifikant mehr Fehler (p=,017) im Vergleich zu den Kontrollkindern. Dabei handelte es sich um so genannte Omissionsfehler, die dann vorkommen, wenn die geforderte Reaktion auf die Zielsequenz ausbleibt. Dies ließ uns die Kinder der SES-Experimentalgruppe als eingeschränkt in ihrer Aufmerksamkeitsleistung erkennen (vgl. dazu schon das Ergebnis aus dem CBCL 6).

Die Unterschiede zwischen den Gruppen im CPT-Test (CPT - „Anzahl korrekt" und „Ommission") werden auch anhand der in Abbildung 11 und 12 dargestellten Boxplots veranschaulicht[58]

---

[58] Die Boxplot-Graphiken 10 und 11 zeigen zusätzlich die Ausreißer der einzelnen Untersuchungsgruppen.

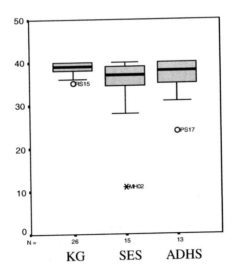

Abbildung 11: CPT – Anzahl korrekt

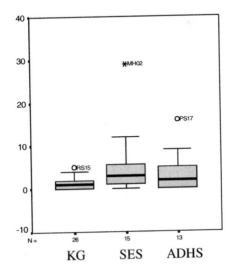

Abbildung 12: CPT – Ommissionsfehler

5.5 Ergebnisse der Messung zentral-auditiver Verarbeitung

Die Untersuchung der Diskriminationsfähigkeit und auditiven Merkfähigkeit lässt uns zentral-auditive Verarbeitungsdefizite sowohl bei den SES- als auch ADHS-Kindern feststellen. In allen hierfür angewendeten Tests (HLAD-, BLDT- und Mottiertest) wurden statistisch bedeutsame Unterschiede zwischen den drei Untersuchungsgruppen beobachtet.

Die beiden Experimentalgruppen (SES und ADHS) lagen mit ihren Mittelwerten eindeutig niedriger als die Kontrollgruppe. Vergleicht man wiederum die SES- und ADHS-Kinder miteinander, so wird deutlich, dass die zentral-auditiven Defizite in der SES-Experimentalruppe stärker ausfallen als in der Experimentalgruppe mit ADHS.

Nach der einfaktoriellen Varianzanalyse erweisen sich die beobachteten Unterschiede zwischen den drei Untersuchungsgruppen als signifikant. Die besprochenen Ergebnisse sind Tabelle 7 zu entnehmen.

Variable	KG	SES	ADHS	F (df) p
HLAD gesamt	57,19 (17,37)	32,13 (8,72)	47,23 (8,24)	16,18 (2;51) $p<{,}001$
HLAD Test 2	61,50 (9,51)	43,14 (10,75)	53,23 (10,40)	15,31 (2;50) $p<{,}001$
HLAD1 Auditiv	46,73 (17,38)	26,33 (7,52)	35,23 (9,73)	11,07 (2;51) $p<{,}001$
HLAD 1 Ki-nästhetisch	58,92 (14,50)	38,33 (8,39)	51,92 (7,87)	14,73 (2;51) $p<{,}001$
BLDT	50,45 (7,25)	39,01 (7,18)	46,31 (6,50)	12,48 (2;51) $p<{,}001$
Mottier gesamt	22,77 (4,44)	11,20 (5,10)	17,08 (4,05)	31,32 (2;51) $p<{,}001$

Tabelle 7: Vergleich der zentral-auditiven Verarbeitungsfähigkeit zwischen drei Untersuchungsgruppen (Mittelwerte mit Standardabweichung und einfaktorielle Varianzanalyse)

Die weiterführenden post-hoc-Analysen mit dem LDS-Test lassen uns signifikante Unterschiede zum einen beim Vergleich zwischen den sprachentwicklungsgestörten Kindern und den unauffälligen Kontrollkindern feststellen. Dabei erbrachten die SES-Kinder signifikant schlechtere Leistungen: im Gesamtscore des Heidelberger Lautdifferenzierungstests (HLAD, $p<,001$), im Untertest HLAD 1 Auditiv (Differenzierungsaufgabe, $p<,001$), im Untertest HLAD 1 Kinesthätisch (Nachsprechaufgabe, $p<,001$), im HLAD-Untertest 2 (Analyse und Differenzierung von Konsonantenhäufung; $p<,001$), im Bremer Lautdiskriminationstest (BLDT, $p<,001$) und auch in dem Mottiertest ($p<,001$).

Auch beim Vergleich der ADHS-Kinder mit den unauffälligen Kontrollkindern waren signifikante Unterschiede nachweisbar. So im HLAD-Gesamtwert ($p=,036$), im HLAD 1 Auditiv ($p=,016$), im HLAD 2 ($p=,019$) und in dem Mottiertest ($p=,001$). Im Untertest HLAD 1 Kinesthätisch bestand nur eine Tendenz Richtung signifikanter Unterschiede ($p=,084$). Im BLDT-Test konnte hingegen kein signifikantes Ergebnis nachgewiesen werden.

Vergleiche zwischen den beiden Experimentalgruppen SES und ADHS mit Hilfe von post-hoc durchgeführtem LSD-Tests ergaben, dass sich die SES- und ADHS-Kinder bezüglich des Schweregrades dieser Auffälligkeiten signifikant voneinander unterscheiden. So im HLAD-Gesamtwert ($p=,005$), im HLAD 1 Kinesthätisch ($p=,003$), im HLAD 2 ($p=,012$), in dem Mottiertest ($p=,001$) und auch in dem BLDT ($p=,009$). Die einzige Ausnahme bildete hier der Untertest HLAD 1 Auditiv, wo kein signifikantes Ergebnis beim Vergleich der beiden Gruppen beobachtet wurde. Damit wäre der in den Mittelwertvergleichen beobachtete Unterschied zwischen den beiden Experimentalgruppen untermauert. Genauer erweisen sich die zentral-auditiven Verarbeitungsdefizite bei den SES-Kindern als signifikant stärker im Vergleich zu den Kindern mit ADHS.

Zur besseren Veranschaulichung der genannten Unterschiede folgen auch ausgewählte Boxplot-Graphiken zu dem HLAD-Test (HLAD-Gesamt Abbildung 13, HLAD-1 Auditiv Abbildung 15, HLAD-1 Kinästhetisch Abbildung 16, HLAD-2 Abbildung 14), BLDT-Test (Abbildung 18) und dem Mottiertest (Abbildung 17).

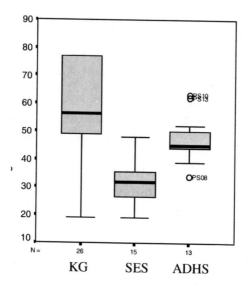

Abbildung 13: : Heidelberger Lautdifferenzierungstest

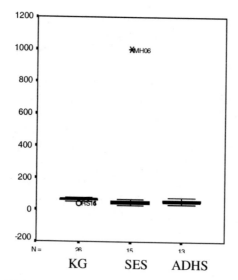

Abbildung 14: HLAD – Test 2

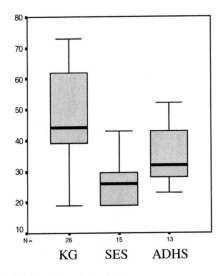

Abbildung 15: HLAD – Test 1 Auditiv

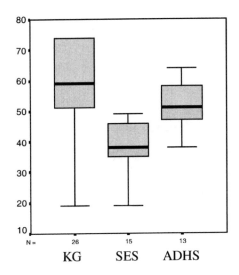

Abbildung 16: HLAD – Test 1 Kinästhetisch

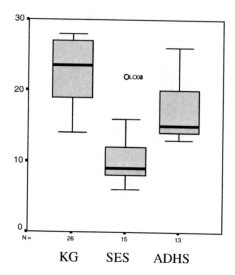

Abbildung 17: Mottiertest

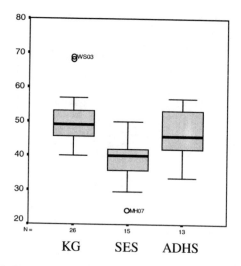

Abbildung 18: Bremer Lautdiskriminationstest (BLDT)

6 Diskussion

In der vorliegenden Studie wurde der Versuch unternommen, die aus der Literatur immer wieder berichtete hohe Komorbidität von Aufmerksamkeits- und Sprachentwicklungsstörungen zu replizieren. Das Hauptziel der Studie lag darin, den Bedingungs- und Ursachenzusammenhang zwischen den beiden Störungsbildern SES und ADHS zu untersuchen. In den Mittelpunkt der Betrachtungen wurden folgende Fragen gestellt: Haben beide Störungsbilder eine „gemeinsame Wurzel"? Oder bedingt eine Störung die andere als Folge? Gibt es überhaupt „einheitliche" Zusammenhänge oder ist die Assoziation beider Störungen für jedes Kind individuell verschieden?

Der Zusammenhang zwischen Sprachentwicklung und Aufmerksamkeit wurde bei drei Probandengruppen mittels einer Batterie neuropsychologischer Tests untersucht.

6.1 Reflexion der Stichprobe

Im Vorfeld der Diskussion zur inhaltlichen Bedeutung der gewonnenen Ergebnisse sollte eine kritische Betrachtung der untersuchten Probandengruppen erfolgen.

Kontrollkinder

Als Einschlusskriterien galten für die Kontrollgruppe altersgerechte Sprachleistungen, eine durchschnittliche nonverbale Intelligenz (IQ $\geq$ 80, gemessen mittels CFT1/CFT 20) und ein unauffälliges Seh- und Hörvermögen. Zum Studienausschluss führten auch Hinweise auf eine SES- oder ADHS-Symptomatik.

Die Kontrollgruppe wurde aus Kindern zweier Freiburger Regelschulen rekrutiert, mit dem Ziel, die Beeinflussung der Ergebnisse durch soziale Schichtzugehörigkeit wie auch andere psychosoziale Faktoren zu nivellieren. So handelte es sich bei den Schülern der Adolf-Reichwein-Schule hauptsächlich um Kinder aus einem sozial schwachen Milieu und bei den Schülern der Weiherhof-Schule um Kinder mit einem akademischem Familienhintergrund. Es wurden ausschließlich Jungen im Alter zwischen 7 und 11 Jahren rekrutiert.

Kinder mit spezifischer Sprachentwicklungsstörung und Kinder mit Aufmerksamkeitsdefizit-/Hyperaktivitätsstörung

Bei den Probanden der beiden Experimentalgruppen (SES und ADHS) handelte es sich zum einen um Kinder aus Sprachheilschulen (mit der ausschließlichen Diagnose „SES") und zum anderen um Kinder, die in der Ambulanz oder Tagesklinik der kinderpsychiatrischen Abteilung der Universitätsklinik Freiburg vorgestellt worden waren (mit der ausschließlichen Diagnose „ADHS").

Ziel war es, möglichst „unausgelesene", zufällige Stichproben zu gewinnen. Die Experimentalgruppe mit ADHS war in dem Sinne „unausgelesen", als bei den Kindern zunächst keinerlei Hinweise auf Sprachverarbeitungsprobleme in der Vorgeschichte vorlagen. Vergleichbar galt, dass bei den SES-Kindern keinerlei Hinweise auf Aufmerksamkeitsstörungen vorlagen. Die genannten Defizite wurden erst im Rahmen der vorliegenden Untersuchung festgestellt.

Als Einschlusskriterien galten des weiteren für beide Experimentalgruppen eine durchschnittliche nonverbale Intelligenz (IQ$\geq$80, gemessen mittels CFT 1/CFT 20), ein unauffälliges Seh- oder Hörvermögen, und darüber hinaus sollten die Kinder auch keine weiteren psychiatrischen oder neurologischen Beeinträchtigungen aufweisen. Es wurden wiederum nur Jungen im Alter zwischen 7 und 11 Jahren rekrutiert.

Das sprachliche Leistungsniveau der Teilnehmer aller Probandengruppen wurde mit dem „Heidelberger Sprachentwicklungstest" beurteilt (HSET, Grimm & Schöler, 1991; zu den Ergebnissen siehe weiter unten). Für die SES-Gruppe erlaubte das, die Diagnose einer spezifischen Sprachentwicklungsstörung noch einmal zu überprüfen; für die Diagnose einer spezifischen Sprachentwicklungsstörung müssen die Sprachleistungen der Kinder mindestens 1,5 Standardabweichungen unter der Altersnorm bei durchschnittlich nonverbaler Intelligenz (IQ$\geq$80) liegen. Zudem muss eine Diskrepanz von mindestens einer Standardabweichung zwischen den sprachlichen Fähigkeiten der Kinder und deren nonverbaler Intelligenz nachweisbar sein (T-Wertpunkte $\geq$ 10). – Die Aufmerksamkeitsleistungen der Teilnehmer aller Probandengruppen wurden mit dem D2-Test, dem Visual Scanning Test und mit dem Continuous Performance Test überprüft.

Parallelisierung von Probanden

Im Rahmen der vorliegenden Studie wurde eine Parallelisierung der Probanden nach Alter, Geschlecht und IQ vorgenommen, mit dem Ziel die Beeinflussung der Ergebnisse durch diese Faktoren auszuschließen. Angestrebt wurde zudem eine Parallelisierung der Stichproben nach der sozialen Schichtzugehörigkeit, wie auch nach anderen psychosozialen Einflussgrößen.

So waren zur Teilnahme an der Studie nur männliche Probanden zugelassen. Den Hintergrund bildete hier die Beobachtung, dass Jungen im Vergleich mit Mädchen in Hinblick auf beide Störungsbilder SES und ADHS weit überrepräsentiert sind. In der einschlägigen Literatur wird für Sprachentwicklungsstörungen ein durchschnittliches Geschlechtsverhältnis von 3:1 und für Aufmerksamkeitsdefizit-/Hyperaktivitätsstörung werden sogar höhere Zahlen 3:1 – 9:1 angegeben.

Für alle Probanden galt die Altersspanne zwischen 7 und 11 Jahren (im Wesentlichen 2. und 3. Klasse). In diesen Jahren (die ersten Schuljahre) werden auch ihre sprachlichen Probleme besonders deutlich.

Für den Altersbereich 6/7 – 10/11 Jahre wird ebenfalls eine relativ hohe Stabilität der ADHS-Symptomatik beobachtet (McGee et al., 1992; Ornoy et al., 1993). Mit 11 Jahren wird hingegen laut Piagets Theorie der geistigen Entwicklung die konkret operationale Phase abgeschlossen, die beispielsweise eine Voraussetzung für den Erwerb hypothetischer Konditionale in der Sprache des Kindes ist („wenn der Zug morgen käme"). Wie zudem die Zweitsprachenforschung nahe legt, stellen zudem 11–12 Jahre eine Grenze dar, die auch mit neurobiologischen Faktoren in Zusammenhang steht; so scheint mit 11–12 Jahren die besondere Plastizität des kindlichen Gehirns für den Spracherwerb zu Ende zu gehen.

Neben 24 Zweitklässlern (44 %) und 13 Drittklässlern (24 %) fanden sich in der Stichprobe auch 15 Erstklässler (28 %) und 2 Viertklässler (4 %). Dabei waren die meisten Erstklässler Probanden der SES-Experimentalgruppe. Diese Beobachtung überrascht nicht, wenn man berücksichtigt, dass sprachentwicklungsgestörte Kinder auf Grund ihrer sprachlichen Defizite und zusätzlichen Teilleistungsschwächen gerade in der ersten Klasse schlechtere Schulleistungen erbringen und die erste Klasse wohl auch häufiger wiederholen.

Wie schon ausgeführt, zeigten alle drei Untersuchungsgruppen eine durchschnittliche nonverbale Intelligenz (IQ $\geq$ 80; gemessen mittels CFT 1/CFT 20); interessant ist, dass sich dennoch signifikante Unterschiede zwischen den einzelnen Gruppen fanden. Die höchsten Werte waren in der Gruppe gesunder Kontrollen (Mittelwert mit Standardabweichung: 110, 92 (10,78)) zu verzeichnen und die niedrigsten in der Gruppe sprachentwicklungsgestörter Kinder (97,40 (11,25)), die mit ADHS diagnostizierten Kinder nahmen hier mit dem Mittelwert von 102,85 (10,38) die Mitte ein.

Dass sprachentwicklungsgestörte Kinder signifikant schlechtere Leistungen in den IQ-Tests erbringen, wurde schon mehrfach in der Literatur berichtet. So beispielsweise bei Schöler et al. (1998), die im Vergleich mit sprachunauffälligen Kindern niedrigere nonverbale Intelligenzleistungen sprachentwicklungsgestörter Kinder beobachteten; Schöler et al. konnten darüberhinaus auch Abnahmen des IQ mit zunehmendem Alter feststellen (vgl. dazu auch Dannenbauer, 2001; Schöler & Schakib-Ekbatan, 2001). Das bestätigt auch Grimm (1993), die festhält:

> „It seems that the children with poorer performances in the language development test are those who are weaker in the nonverbal test performance" (Grimm, 1993:53).[59]

Solche Beobachtungen dürfen nun nicht dahingehend missverstanden werden, dass die niedrigere Intelligenz zu Sprachentwicklungsstörungen geführt hätte. Gegenläufig wird angenommen, dass der beobachtete sprachliche Entwicklungsrückstand zu entsprechenden Unterschieden im Bereich der nonverbalen Intelligenz beigetragen habe. Aus der Literatur geht hervor, dass normal entwickelte Kinder schon beim Sprechbeginn hoch abstrakte sprachliche Informationen benutzen, um ihre kognitive Leistung zu steigern. Da bei SES-Kindern die Sprachlernaktivität im ersten Lebensjahr reduziert bleibt, können die Kinder für den Ausbau ihrer kognitiven Fähigkeit vom sprachlichen Input nur wenig profitieren. Mit anderen Worten kann eine Verzögerung des Spracherwerbs schon in

---

[59]Vgl. dazu auch Johnston, 1993; Vargha-Khadem et al., 1995.

einem frühen Stadium zu spürbaren Rückständen der kognitiven Entwicklung führen, und dieses Defizit potenziert sich mit der Zeit (vgl. u. a. Penner, 2002: 133).

In diesem Zusammenhang soll aber auch erwähnt werden, dass das Definitionsmerkmal „durchschnittliche nonverbale Intelligenz" von manchen Autoren für fragwürdig und/oder wenig hilfreich gehalten wird (Stark & Tallal 1981; Aram et al., 1992; Johnston, 1994; Kamhi, 1998; Leonard, 1998). In besonderer Weise besteht die Problematik dieses Definitions- und Unterscheidungsmerkmals bei einer Konzeptualisierung von Intelligenz im Rahmen eines Informationsverarbeitungsansatzes, bei der strukturelle und prozessuale Merkmale (wie Funktionstüchtigkeit, Kapazitäten und Geschwindigkeit) als Merkmale intelligenten Verhaltens zu sehen sind (Schöler, 2003: 25).

Allerdings gilt aus der Literatur als bestätigt, dass nahezu bei allen SES-Kindern zumindest im Rahmen der auditiven Informationsverarbeitung Verarbeitungskapazität und -genauigkeit defizitär sind. Demnach müssten diese Kinder auch bei nonverbalen Intelligenztests, bei denen solche Prozesse und Strukturen ein wesentlicher Bestandteil der Informationsverarbeitung sind, geringere Leistungen erbringen (Schöler, 2003: 25). Für die Beibehaltung des Definitionsmerkmals „durchschnittliche nonverbale Intelligenz" spricht aber, dass nicht nur die Leistungshöhe, sondern auch die Leistungsstruktur in Abhängigkeit von der Intelligenz variiert. Auch die therapeutischen Möglichkeiten werden in Abhängigkeit von der Intelligenz verschiedenartig eingeschätzt (Schöler, 2003: 25).

Aus der Fachliteratur geht ebenfalls hervor, dass Kinder mit der ADHS-Diagnose in ihrer allgemeinen geistigen oder intellektuellen Entwicklung hinter den gesunden Gleichaltrigen etwas zurück bleiben. Dieser Unterschied ist nicht groß, jedoch statistisch signifikant. Sie schneiden in nonverbalen Intelligenztests vielleicht im Durchschnitt 7 bis 10 Punkte schlechter ab als Kinder ohne ADHS, was möglicherweise weniger Ausdruck einer niedrigeren Intelligenz, sondern eher Folge der Auswirkungen der ADHS auf das Testverhalten ist. Ähnlich wie bei der SES gibt es Hinweise darauf, dass die IQ-Werte von Kindern mit ADHS im Laufe der Jahre bis zu 7–10 Punkte zurückgehen. Man nimmt an, dass dies die Folge von schulischen und erzieherischen Problemen der Kinder ist. In der

Regel weisen diese Kinder auch einen höheren Handlungs- als Verbal-IQ auf (Barkley, 1998: 97).[60]

Zusammenfassung

Um die kritischen Überlegungen zusammenzufassen, handelt es sich bei den Experimentalgruppen dieser Studie um Probanden einerseits aus Sprachheilschulen und andererseits aus der tagesklinischen Behandlung oder Ambulanz der Kinder- und Jugendpsychiatrie. Die Kontrollgruppe stellt eine repräsentative Auswahl altersgerecht entwickelter Kinder (Schüler zweier Regelschulen mit unterschiedlichem sozialem Status) dar.

6.2 Zusammenfassung und inhaltliche Bedeutung der Ergebnisse

6.2.1 Sprachverarbeitungsdefizite bei SES

Im Rahmen der vorliegenden Studie erfolgte die Beurteilung der sprachlichen Fähigkeit der Kinder aus Sprachheilschulen mit dem „Heidelberger Sprachentwicklungstest" (HSET). Zudem wurde die Artikulation der Kinder mit dem „Bremer Artikulationstest" (BAT) untersucht, denn nach der Definition können bei Sprachentwicklungsstörungen auch Artikulationsstörungen auftreten (vgl. u. a. Grimm, 1999; Bishop, 1997). Die Kinder aus Sprachheilschulen zeigten sich sowohl in allen fünf für diese Studie ausgewählten HSET-Untertests (1, 2, 3, 7 und 13) als auch innerhalb des Artikulationstests (BAT) als unterdurchschnittlich.

VS und IS des HSET

Zur Untersuchung der Satzstruktur wurden zwei Untertests „Verstehen grammatischer Strukturformen" (VS) und „Imitation grammatischer Strukturformen" (IS) angewendet. Der VS gibt Auskunft über das erworbene grammatische (linguistische) Regelwissen. Das Kind soll hier mit vorgegebenen Spielmaterialien vorgesprochene Sätze, das heißt die damit ausgedrückten Inhalte, non-verbal ausführen. Um den Anweisungen richtig zu folgen, muss es also die sprachlichen Äußerungen in ihrer Struktur verstehen, und durch den Einbezug unterschiedlich komplexer

---

[60]Vgl. dazu auch Barkley, 2002: 160.

grammatischer Strukturen werden Informationen über wirksame Verarbeitungsstrategien ermittelt (Grimm & Schöler, 1985:21). Dabei beinhalten die einzelnen Testsätze die folgenden syntaktischen Strukturen: Passivstruktur, Kausativstruktur, Relativstruktur und temporale Konjunktion (siehe dazu Beispiele gleich unten). Das signifikante Ergebnis aus diesem Untertest stimmt mit der Beobachtung überein, dass sich sprachentwicklungsgestörte Kinder von gesunden Kindern in ihren Verstehensleistungen deutlich unterscheiden (siehe dazu schon im Kapitel 2.2).

Beispiele:

Die Mutter wird von dem kleinen Jungen gewaschen (Passivstruktur).

Waldi erlaubt, dass Pusi Mümmel streichelt (Kausativstruktur).

Der Hund beißt den Bären, der den Hasen packt (Relativstruktur).

Bevor der Hund rennt, springt das Pferd (Temporale Konjunktion).

Der IS gibt in Ergänzung zu VS Aufschluss über die Anwendung entwicklungsspezifischer Regeln. Dabei müssen ganze Sätze nachgesprochen werden. An den Modifikationen, die die Kinder beim Imitieren vornehmen, wird klar, dass sie die gehörten Sätze durch ihre eigene grammatische Kompetenz filtern müssen. Mit anderen Worten ist es möglich, durch systematische Variation von Modellsätzen zu überprüfen, welches sprachliche Wissen oder welches grammatische Regelinventar schon produktiv vorhanden ist (Grimm & Schöler, 1985:25). Wie bei VS, so werden auch bei IS verschiedene und in ihrer Komplexität unterschiedliche grammatische Strukturen verwendet. Es geht dabei um Passivsätze[61], Relativsätze[62], temporale Konjunktionalsätze[63] und Sätze mit expletivem „Es"[64]

Es konnte hier – in Übereinstimmung mit der Literatur – gezeigt werden, dass die produktive Sprache sprachentwicklungsgestörter Kinder schon bei der Imitation vorgesprochener Sätze zusammenbricht.

Die falschen Wiedergaben der sprachentwicklungsgestörten Kinder könnten aber mit einer eingeschränkten auditiven Merkspanne zu tun haben. Eine ungenügende Merkspanne ist nämlich aus der Literatur zu Sprachentwicklungsstörungen empirisch gut belegt worden (dazu siehe schon

---

[61] *Der Teppich wird von dem Vater ausgeklopft.*

[62] *Die Tante, die weit weg wohnt, kommt zu Besuch.*

[63] *Vater hat einen Rucksack gekauft, bevor wir wanderten.*

[64] *Es ist heute Morgen kein schönes Wetter.*

im Kapitel 2.4.1). Hier kann die zeitliche Kapazität einer solchen Repräsentationsinstanz eingeschränkt, oder die Geschwindigkeit, mit der verarbeitet wird, herabgesetzt sein, was den gleichen Effekt hat: Der Rückgriff auf das Arbeitsgedächtnis erfolgt hier so spät, dass die dort „wartenden" Repräsentationen tendenziell bereits wieder verloschen oder von folgenden Stimuli „überschrieben" wurden, so dass die Vergleichsprozesse nicht mehr hinreichend differenziert durchgeführt werden können. Somit wäre auch ein Zugriff auf Informationen und deren produktiver Abruf gestört.

Die schlechten Nachsprechleistungen der sprachentwicklungsgestörten Kinder könnten aber auch unter Rückgriff auf die Rede von Aufmerksamkeitsdefiziten erklärt werden. Denkbar wäre es, die Fähigkeit der (hinreichend langen, hinreichend differenzierten) Repräsentation von Informationen im Arbeitsgedächtnis an Prozessen der selektiven Fokussierung von Aufmerksamkeit festzumachen (das wäre gewissermaßen eine zweite Möglichkeit der Beschreibung desselben Zusammenhangs – Baddeley spricht hier von der „zentralen Exekutive").

Die defizitäre Nachsprechleistung sprachentwicklungsgestörter Kinder der vorliegenden Studie wird anhand der unten aufgeführten Beispiele anschaulich:

Satzimitationen eines achtjährigen sprachentwicklungsgestörten Jungen

Satzvorgabe	Reproduktion
Der Teppich wird von dem Vater ausgeklopft.	Der Teppich wird von dem Vater ausgeklopft.
Die kleine Maus wird von dem Löwen gejagt.	Die kleine Maus hat gejagt.
Es ist heute Morgen kein schönes Wetter.	Heute Morgen wird kein Wetter.
Bevor du spielst, musst du den Tisch aufräumen.	Vor dir spielst, muss Tisch aufräumen.
Es sitzt der kleine Vogel im Gebüsch.	Es sitzt das kleine Vogel in Gebüsch.
Ursula wird von Peter auf dem Rücken getragen.	Peter wird auf dem Rücken gekragen.
Das Fahrrad wird von dem Omnibus an die Wand geschoben.	Das Fahrrad wird von dem Omnibus an den Rand geschoben.
Die Tante, die weit weg wohnt, kommt zu Besuch.	Die Tante, wo weit weg wohnt, besucht uns.
Der Schrank, den ich mir gekauft habe, ist schön.	Der Schrank, wo ich mir gekauft habe, ist schön.
Vater hat einen Rucksack gekauft, bevor wir wanderten.	Vater hat Rucksack gekauft, vor wir wanderten.
Das ist der Mann, dessen Sohn krank ist.	Das ist dieser Mann, dessen Sohn krank ist.
Die Sonne scheint, nachdem es immer geregnet hatte.	Die Sonne scheint, wo es immer geregnet hatte.

PS des HSET

Inwieweit das Kind über morphologische Regeln verfügt, um semantische Unterscheidungen sprachlich ausdrücken zu können, wurde mit dem Untertest „Plural-Singular-Bildung" (PS) überprüft. Es ist bekannt, dass der Erwerb grammatischer Morpheme in unterscheidbaren Phasen stattfindet, und dass es möglich ist, aufgrund unterschiedlicher Antwortmuster bei sinnvollen Wörtern und bei Kunstwörtern darauf zu schließen, auf welchem Entwicklungsstand sich ein Kind befindet (McWhinney, 1978). Wenn – genauer – ein Kind regelhafte sinnvolle Formen ohne Schwierigkeiten bildet, aber bei den Kunstwörtern keine Formen bilden kann, liegt – McWhinney zufolge – Auswendiglernen vor. Wenn ein Kind übergeneralisierende Formen sowohl bei sinnvollen Wörtern als auch bei Kunstwörtern bildet, ist dies ein starker Hinweis auf Regellernen. Bildet ein Kind richtige Formen bei sinnvollen Wörtern und bei Kunstwörtern Formen verschiedener Art, dürfte das für Analogiebildung sprechen (Grimm & Schöler, 1985: 29).

In der einschlägigen Fachliteratur besteht eine Evidenz dafür, dass sprachentwicklungsgestörte Kinder Schwierigkeiten mit der Plural-Markierung haben. Die häufigste Strategie dieser Kinder ist, den Plural gar nicht zu markieren und in dem anderen Fall dominieren die Endungen -e(n) und -e.[65] Diese Beobachtungen konnten auch in der vorliegenden Studie bestätigt werden, in der die Kinder der SES-Gruppe in dem Untertest PS ein signifikant schlechteres Ergebnis im Vergleich zu den Kontrollkindern erreichten. Anders als die Pluralmarkierung fällt den SES-Kindern dieser Studie die Ableitung der Singularform ein wenig leichter.

Diskutiert wird in diesem Zusammenhang, ob die Defizite des Arbeitsgedächtnisses nicht nur im Rahmen der Sprachverarbeitung, sondern möglicherweise schon im Prozess des Sprachlernens eine wichtige Rolle spielen. Eine begrenzte Merkspanne, die bei spezifisch sprachentwicklungsgestörten Kindern gut belegt ist, würde dazu führen, dass die Kinder keine beständigen impliziten Regeln aus dem Input extrahieren können bzw. die Regeln der Zielsprache nicht vollständig erlernt haben. So gelangen sie auch nicht zu einem ähnlichen sprachlichen Können wie sprachunauffällige Kinder.

---

[65]Vgl. u. a. Schöler & Kany, 1989; Schöler & Linder, 1990.

BK und TG des HSET

Mit dem Untertest „Begriffsklassifikation" (BK) wird gezeigt, in welcher Weise das Lexikon bei diesen Kindern repräsentiert ist. Das Kind bekommt in dieser Aufgabe eine Reihe von Fotos vorgelegt, auf denen vielerlei Objekte nachgebildet sind, die mehreren Inhaltskategorien zugeordnet werden können. Das Kind soll nun zu sechs definierten Inhaltsbereichen die entsprechenden Bilder heraussuchen. Aus der Art der Zuordnung können wir sagen, welche Merkmale der jeweiligen Kategorie bei der Zuordnung eine Rolle gespielt haben (Grimm & Schöler, 1985: 33). Es kommt dabei zu Übergeneralisierungen und Überdiskriminierungen. Auch dieser Untertest, auch wenn er als der einfachste des HSETs bezeichnet wird, bereitete den sprachentwicklungsgestörten Kindern der vorliegenden Studie (signifikante) Schwierigkeiten und weist damit auf Einschränkungen in der Strukturierung des Lexikons der Kinder hin.

Und schließlich überprüft der Untertest „Textgedächtnis" (TG), inwieweit das Kind in der Lage ist, eine kurze Geschichte sprachlich zu verarbeiten, das heißt zu verstehen, zu behalten und zu reproduzieren. In dieser Aufgabe soll ein semantisch sinnvoller Text nach einer längeren Zeitspanne möglichst wörtlich rekonstruiert werden, was von dem Kind eine genaue grammatische Analyse des Textes erfordert. Es wird auch überprüft, welche Konstruktionsmittel das Kind bei seiner Nacherzählung verwendet (Grimm & Schöler, 1985: 36). Aus der einschlägigen Literatur geht hervor, dass sich das syntaktische Problem der Kinder auf der Textebene fortsetzt, mit der Folge, dass selbst einfache Texte von sprachentwicklungsgestörten Kindern unstrukturiert und bruchstückhaft reproduziert werden (vgl. u.a. Grimm, 1999). Diese Beobachtung konnte durch Ergebnisse der vorliegenden Studie unterstützt werden. Ein Beispiel für eine defizitäre Reproduktion einer Geschichte aus der vorliegenden Studie folgt hier:

Textreproduktion eines sprachentwicklungsgestörten Jungen (8,7 Jahre)

Text	Reproduktion
Eines Tages sagte ein Sohn zu seinem Vater: "Ich werde mich verstecken, und du wirst mich nicht finden."´ Der Vater antwortete: "'Verstecke dich, wo du willst"´, dann ging er ins Haus. Der Sohn verzauberte sich in eine Erdnuss. Die Erdnuss wurde von einem Huhn hinuntergeschluckt. Das Huhn wurde von einer Katze gefressen. Die Katze wurde von einem Hund gefressen. Nach kurzer Zeit wurde der Hund von einer Schlange gefressen. Die Schlange wurde in einem Fischnetz gefangen. Als der Vater nach seinem Sohn suchte, sah er die Schlange im Fischnetz. Er machte die Schlange auf und fand den Hund. Dann fand er die Katze, dann das Huhn und in dem Huhn die Erdnuss. Er zerbrach die Schale und entdeckte seinen Sohn. Der Sohn war so verblüfft, dass er nie wieder versuchte, seinen Vater hereinzulegen.	Der kleine Junge verwandelt sich zu ein, äh, zu eine ..... Erdnuss, der Hahn esst sie, dann ko...., dann esst die Katze die der Huhn und dann der Hund esst die Katze öh der die Schlange esst der Hund. Und, hm, jetzt weiß ich nix mehr.

Es soll in diesem Zusammenhang jedoch bemerkt werden, dass der Untertest „Textgedächtnis" als methodisch schwach gilt, das heißt, schlechte Ergebnisse der SES-Kinder in dieser Aufgabe können Folge unterschiedlichster Faktoren sein. So könnten die schlechten Leistungen der sprachentwicklungsgestörten Kinder in diesem Untertest auch Ausdruck von Defiziten des auditiven Arbeitsgedächtnisses sein. Eine herabgesetzte (ungenügende) Merkspanne ist ja bei sprachentwicklungsgestörten Kindern empirisch gut belegt worden (siehe dazu schon mehrfach weiter oben). Hier kann die zeitliche Kapazität einer solchen Repräsentationsinstanz eingeschränkt und/oder die Geschwindigkeit, mit der verarbeitet wird, herabgesetzt sein. Damit wäre ein Zugriff aufs Lexikon und ein produktiver Abruf der Informationen gestört. Denkbar wäre ebenfalls ein Einfluss der gestörten exekutiven Leistung (Aufmerksamkeitsfokussierung), die nach Baddely als Teil des Arbeitsgedächtnisses gilt. Wir wissen, dass Beeinträchtigungen in der Fokussierung von Aufmerksamkeit die Qualität der Weiterverarbeitung im Arbeitsgedächtnis und damit auch die Einspeicherung in das Langzeitgedächtnis beeinflussen, was auch schlechte Leistungen der SES-Kinder in dieser Aufgabe verursachen könnte. Drittens könnte es Sprachverstehensprobleme geben, das heißt beim Abgleich mit lexikalischen Konzepten. Viertens könnten hier Antriebsschwächen, das heißt Motivationsprobleme der Kinder zu Buche schlagen. Schließlich könnten (gegebenenfalls zusätzlich) Schwierigkeiten in der expressiven Sprache eine Rolle spielen.

Bremer Artikulationstest

Bei der Artikulationsaufgabe fällt hingegen auf, dass die Kinder aus Sprachheilschulen sowohl einzelne Laute falsch artikulierten als auch ganze Lautgruppen systematisch gegeneinander austauschten. So wurde z. B. in den meisten Fällen das Phonem /g/ im Anlaut als /d/ artikuliert. Im Anlaut wurden darüber hinaus die stimmlosen fortis-Plosive häufig lenis und stimmhaft ausgesprochen. Die Artikulationsaufgabe ließ zudem bei einigen Kindern dialektale Einflüsse feststellen. Ein leichter Dialekt wurde bei 5 SES-Kindern und einem ADHS-Kind beobachtet.

Nach den vorliegenden Daten lässt sich nicht beurteilen, inwieweit der lokale alemannische Dialekt bei den Artikulationsschwierigkeiten der SES-Kinder dieser Stichprobe eine Rolle spielt. Es gibt auch in der Literatur keine Diskussion der oben angesprochenen Phänomene, in die die Dialektproblematik Eingang gefunden hätte.

6.2.2 Zusammenhänge zwischen SES und ADHS

In der einschlägigen Literatur wird immer wieder auf die Komorbidität von spezifischer Sprachentwicklungsstörung und Aufmerksamkeitsdefizit-/Hyperaktivitätsstörung hingewiesen (siehe dazu schon ausführlich im Kapitel 2.5). In der vorliegenden Studie wurde der Versuch unternommen, diese Assoziation nachzuweisen: Entsprechend wurden Kinder mit SES, bei denen keinerlei Hinweise auf eine Aufmerksamkeitsstörung in der Vorgeschichte vorlagen, und Kinder mit ADHS, bei denen vergleichbar keinerlei Hinweise auf Sprachverarbeitungsstörungen festgestellt wurden, miteinander verglichen. Im Einzelnen wurden mit den sprachentwicklungsgestörten Kindern ausgewählte neuropsychologische Aufmerksamkeitstests durchgeführt, und die Kinder mit ADHS wurden mittels sprachlicher Testverfahren untersucht. Darüber hinaus wurde zur Erhebung von Aufmerksamkeitsstörungen zusätzlich ein Elternfragebogen (CBCL) eingesetzt. Die einzelnen Ergebnisse werden im Folgenden vorgestellt und auf ihre Bedeutung diskutiert.

Aufmerksamkeitsdefizit bei SES

Wie schon ausgeführt, wurden die Eltern zunächst mittels CBCL-Frage-
bogen mit der Subskala 6 „Aufmerksamkeitsprobleme" zu motorischer
Unruhe, Impulsivität und zu Konzentrationsstörungen ihrer Kinder befragt. Die sprachentwicklungsgestörten Kinder unterscheiden sich hier signifikant sowohl von den Kontrollkindern (Mittelwerte mit Standardabweichung: 2,80 (2,43)) als auch von den Kindern mit ADHS (9,08 (3,28))
und nehmen mit dem von ihnen erreichten Ergebnis (6,50 (3,86)) die Mitte ein. Mit anderen Worten konnte bei den sprachentwicklungsgestörten
Kindern der vorliegenden Studie eine Aufmerksamkeitseinschränkung
festgestellt werden; diese war jedoch weniger ausgeprägt als bei den
ADHS-Kindern.

Die Untersuchungen der letzten Jahre haben zunehmend gezeigt, dass
die Erfassung von Aufmerksamkeitsleistungen anhand von Fragebögen
nur unzureichend gelingt, und dass Untersuchungen mittels neuropsychologischer Verfahren benötigt werden, um eine genauere Differenzierung der betroffenen Aufmerksamkeitsleistungen zu ermöglichen. Aus
diesem Grund wurde auch für die vorliegende Studie neben der CBCL
eine Testbatterie zur Aufmerksamkeitsprüfung angewendet. Die Testbatterie erlaubte es, Aufmerksamkeitsfunktionen wie Daueraufmerksamkeit
und selektive Aufmerksamkeit zu überprüfen; Teiltests waren der „Continuous Performance Test" (CPT), „Visual Scanning" (VS) und der „D2-
Aufmerksamkeitsbelastungs- Test" (D2-Test).

Die Analyse der Daten, die mit den genannten Testverfahren gewonnen
wurden, ergab signifikante Differenzen zwischen den SES-Kindern und
unauffälligen Kindern der Kontrollgruppe nur in einem Test, dem „Continuous Performance Test" (CPT). Zur Erinnerung: In dem CPT-Test
sollen die Kinder aus einer Reihe sequenziell dargebotenen Buchstaben
die unmittelbare Abfolge zweier bestimmter Buchstaben (OX) erkennen
und eine entsprechende motorische Antwort geben (Druck auf eine Com-
putertaste). Dieser Test misst neben der Daueraufmerksamkeit auch die
selektive Aufmerksamkeit.

Der hier beobachtete Unterschied zwischen den SES- und den Kontrollkindern bezieht sich auf die Anzahl und die Art der gemachten Fehler. Es handelte sich dabei um so genannte Omissionsfehler, das heißt
Auslassungsfehler, die dann vorkommen, wenn die geforderte Reaktion
auf eine Zielsequenz ausbleibt. Es wird angenommen, dass die Omis-

sionsfehler auf die eigentliche Aufmerksamkeitseinschränkung (selektive Aufmerksamkeit!) hindeuten, während die Comissionsfehler (Aktionsfehler durch Drücken der Leertaste zum falschen Zeitpunkt) über die Impulsivität eines Kindes Aufschluss geben. Das Ergebnis spricht für das Vorliegen einer Aufmerksamkeitsstörung bei den Kindern der SES-Experimentalgruppe, was auch schon die Auswertung des CBCL-Fragebogens ergeben hatte.

Warum aber sind solche defizitären Aufmerksamkeitsleistungen bei sprachentwicklungsgestörten Kindern mit dem „Visual Scanning"-Test (VS) nicht nachweisbar? Zur Erinnerung: Bei dem VS hatten die Kinder in einer Menge von präsentierten Zeichen oder Buchstaben ein bestimmtes Zeichen oder einen bestimmten Buchstaben zu erkennen und dies durch eine motorische Reaktion zu signalisieren.

Eine mögliche Erklärung wäre hier, dass wir es im VS mit einer Art ganzheitlicher Verarbeitung zu tun haben, die den SES-Kindern vermutlich weniger Schwierigkeiten bereitet, als die strikt lineare Verarbeitung beim CPT. Es ist schon aus der Literatur zur Lese- und Rechtschreibschwäche (LRS) bekannt, dass die betroffenen Kinder Bilder korrekt und detailliert beschreiben können und Schwierigkeiten erst bei der spezifischen Form der Sprachverarbeitung auftreten, wo weitgehend bzw. ausschließlich linear verarbeitet werden muss. Das deutet darauf hin, dass die selektiven Aufmerksamkeitsstörungen der SES-Kinder möglicherweise auf die zeitlich (also eben linear) herabgesetzte Kapazität des auditiven Arbeitsgedächtnisses (auditive Merkspanne) zurückgehen, die wir schon wiederholt angesprochen haben.

Aufmerksamkeitsdefizit bei ADHS

Als interessant erweisen sich in diesem Zusammenhang die Ergebnisse der Aufmerksamkeitsuntersuchung in der Experimentalgruppe mit ADHS.

Im Hinblick auf die Subskala 6 der CBCL „Aufmerksamkeitsprobleme" sind den Kindern mit ADHS die schlechtesten Werte zuzuschreiben (Mittelwerte mit Standardabweichung: 9,08 (3,28)). Damit unterscheiden sie sich signifikant sowohl von den gesunden Kontrollkindern (2,80 (2,43)) als auch von den Kindern mit SES (6,50 (3,86)). Diese Kinder wurden von den Eltern als unruhig bezeichnet, als verwirrt, impulsiv, nervös, konzentrationsgestört, in die Leere starrend oder tagträumend.

Der Kritik folgend, dass Elterneinschätzungen und Testsergebnisse aus Aufmerksamkeitstests häufig differieren, wurden mit den ADHS-Kindern der vorliegenden Studie auch weitere Untersuchungen mittels neuropsychologischer Tests zur Aufmerksamkeitsprüfung durchgeführt: auch sie mussten den „Continuous Performance Test" (CPT), den „Visual Scanning"-Test (VS) und den „D2-Aufmerksamkeitsbelastungs-Test" absolvieren. Die Ergebnisse dieser Tests ergaben ein bemerkenswertes Bild: Die ADHS-Kinder der vorliegenden Studie unterschieden sich in keinem der hier eingesetzten Aufmerksamkeitstests von den unauffälligen Kontrollkindern.

Als eine mögliche Erklärung für dieses kontraintuitive Ergebnis dürfte gelten, dass bei CPT und VS das Aktivitätsniveau der ADHS-Kinder durch das PC-Medium erhöht wurde, was in der Konsequenz zu besseren Leistungen geführt haben könnte. In der Literatur wird angenommen, dass bei intrinsisch motivierten Tätigkeiten, wie z. B. Computerspiel, oder in einer neuen Umgebung die in anderen Situationen und Lebensbereichen nachweisbaren Aufmerksamkeitsdefizite oft nicht auftreten, auch dann, wenn hohe Anforderungen an die Aufmerksamkeit gestellt werden. Das heißt, die neue Situation wirkt stimulierend und das dadurch vermutlich erhöhte Aktivierungsniveau verhilft zu besseren Leistungen der Kinder (Altherr, 1993; zit. nach Reisch, 1998). Mit anderen Worten ist es durchaus erwartbar, dass die ADHS-Kinder unter besonderen Bedingungen einer Testsituation ihre Aufmerksamkeit fokussieren und den Fokus nachführen können. Auch die Hyperaktivität als Teil der ADHS-Symptomatik könnte etwas mit Selbst-Aktivation als Kompensation eines generellen Aktivationsdefizits zu tun haben.

Was die Ursachenfrage angeht, so deuten die kontraintuitiven Ergebnisse der ADHS-Kinder darauf hin, dass deren Aufmerksamkeitsdefizite – wenn sie auftreten – etwas mit der allgemeinen Aktiviertheit oder Vigilanz zu tun haben (und dann keineswegs auf lineare Informationsverarbeitungsformen beschränkt sein dürften).

Sprachverarbeitungsdefizite bei ADHS

Um die Frage zu beantworten, ob sich sprachliche Defizite bei den ADHS-Kindern der vorliegenden Studie belegen lassen, wurde der Entwicklungsstand der sprachlichen Fähigkeiten auch dieser Kinder mit dem „Heidelberger Sprachentwicklungstest" (HSET) und dem „Bremer Artikulationstest" (BAT) überprüft. Die ADHS-Kinder schnitten in zwei HSET-

Untertests signifikant schlechter als die gesunde Kontrollgruppe ab, bei „Imitation grammatischer Strukturformen" (IS) und „Plural-Singular-Bildung" (PS). Es wurde auch eine Tendenz in Richtung signifikanter Unterschiede im Untertest „Textgedächtnis" (TG) beobachtet. In dem Artikulationstest BAT ließ sich hingegen keine signifikant schlechtere Leistung der ADHS-Kinder feststellen.

Auf die Schwierigkeiten der ADHS-Kinder beim Nachsprechen von Sätzen und Nacherzählen von Geschichten wurde aus der Literatur schon mehrfach hingewiesen. So ist beispielsweise von schlechten Leistungen der ADHS-Kinder in der Nachsprechaufgabe bei Kim (1999) und auch Kim & Kaiser (2000) die Rede. Diese Autoren setzten dazu den Untertest „Sentence Imitation" vom TOLD-2 Primary Test ein. Auch Cohen et al. (2000) berichteten schlechte Ergebnisse der Kinder mit ADHS im „Recalling Sentences"-Subtest des CELF-R-Tests. Dass beim Nacherzählen von Geschichten die Erzählungen der ADHS-Kinder kürzer, schlechter strukturiert und weniger kohäsiv sind, dass dabei meist das Wesentliche fehlt und die Kinder oftmals den so genannten roten Faden verlieren, wird wiederum aus den Untersuchungen von Ludlow et al. (1980), Zentall (1988), Purvis & Tannock (1997) und Lorch (1999, 2000) deutlich.

Mit dem HSET-Untertest TG wird überprüft, inwieweit das Kind in der Lage ist, eine kurze Geschichte sprachlich zu verarbeiten, das heißt zu verstehen, zu behalten und zu reproduzieren. Es soll hier ein semantisch sinnvoller Text nach einer längeren Zeitspanne wörtlich rekonstruiert werden, was von dem Kind eine genaue grammatische Analyse des Textes erfordert (Grimm & Schöler, 1985: 36). Dazu muss nicht nur eine mentale Repräsentation im Arbeitsgedächtnis aufrechterhalten werden, sondern es sind auch manipulative Fähigkeiten gefragt, wie sie mit der Rede von der 'zentralen Exekutive' erfasst werden; anders formuliert werden auch die Fokussierung von Aufmerksamkeit und die Nachführung des Aufmerksamkeitsfokus notwendig.

Lässt sich eine Versuchsperson ablenken bzw. kann der Fokus der selektiven Aufmerksamkeit nicht auf den relevanten Elementen einer Geschichte gehalten werden, so zerfällt die Aktivierung der relevanten Geschichtenausschnitte. Dies sollte wiederum zu einer Leistungseinbuße bei der Wiedergabe führen. Mit anderen Worten könnten die sprachlichen Schwierigkeiten der ADHS-Kinder der vorliegenden Studie Folge selektiver Aufmerksamkeitsstörungen sein.

Der IS-Untertest des HSET fordert die sprachliche Wiedergabe vorgesprochener Sätze, deren Schwierigkeitsgrad durch den Wechsel von
Aktiv- und Passivverben, durch zeitliche Konjunktionen usw. bestimmt
wird. Auch bei einer solchen Nachsprechleistung (die eigentlich genauer eine Reproduktionsleistung ist) sind eine Vielzahl von Faktoren im
Spiel: So müssen die Informationen nicht nur kurzzeitig auditiv präsent
gehalten werden, sondern es muss auch semantisches und grammatisches
Wissen in ausreichendem Maße aufgerufen werden. Es liegt auf der Hand,
dass hier eine hinreichend differenzierte Steuerung von Aufmerksamkeit
unverzichtbar ist (wobei es sich in der Regel um unbewusste oder vor-
bewusste Formen selektiver Aufmerksamkeit handeln dürfte).

Mit Blick auf die beiden genannten Untertests des HSET ist auch zu
beobachten, dass den ADHS-Kindern die Aufgabe „Nacherzählen der
Geschichte" (TG) leichter fällt als die Imitation von Sätzen (Mittelwert
und die Standardabweichung beim TG: 47,77 (8,77) und beim IS: 40,54
(11,15)). Dieses Ergebnis kann möglicherweise damit erklärt werden, dass
im TG eine sinngemäße Wiedergabe zulässig war. Außerdem haben die
Kinder im TG mehrere Bilder zur Verfügung, die ihnen eine Hilfestellung
beim Nacherzählen geben; eine solche Hilfestellung fehlt beim Satznach-
sprechen. Mit anderen Worten konnten die Kinder im TG ein kontext-
bezogenes Verständnis als Hilfestellung nehmen.

Die defizitäre Leistung der Kinder der ADHS-Experimentalgruppe in
den beiden Aufgaben „Imitation grammatischer Strukturen" und „Textgedächtnis" wird durch die folgenden Beispiele veranschaulicht:

Satzimitationen eines mit ADHS diagnostizierten Jungen (7-11 J.)

Satzvorgabe	Reproduktion
Es ist heute Morgen kein schönes Wetter.	Heute Morgen wird kein...... Heute Morgen kein schönes Wetter.
Es sitzt der kleine Vogel im Gebüsch.	Der Vogel sitzt im kleinem Gebüsch.
Die Tante, die weit weg wohnt, kommt zu Besuch.	Die Tante, wo ganz weit wohnt, besucht uns.
Der Schrank, den ich mir gekauft habe, ist schön.	Der Schrank, wo ich mir gekauft habe, ist schön.
Die Sonne scheint, nachdem es immer geregnet hatte.	Die Sonne scheint, dass es immer geregnet hatte.

Textreproduktion eines mit ADHS diagnostizierten Jungen (8,1 J.)

Text	Reproduktion
Eines Tages sagte ein Sohn zu seinem Vater: "Ich werde mich verstecken, und du wirst mich nicht finden."' Der Vater antwortete: "'Verstecke dich wo du willst"', dann ging er ins Haus. Der Sohn verzauberte sich in eine Erdnuss. Die Erdnuss wurde von einem Huhn hinuntergeschluckt. Das Huhn wurde von einer Katze gefressen. Die Katze wurde von einem Hund gefressen. Nach kurzer Zeit wurde der Hund von einer Schlange gefressen. Die Schlange wurde in einem Fischnetz gefangen. Als der Vater nach seinem Sohn suchte, sah er die Schlange im Fischnetz. Er machte die Schlange auf und fand den Hund. Dann fand er die Katze, dann das Huhn und in dem Huhn die Erdnuss. Er zerbrach die Schale und entdeckte seinen Sohn. Der Sohn war so verblüfft, dass er nie wieder versuchte, seinen Vater hereinzulegen.	Huhn hatt, ne Erdnuss gefressen, Katze frisst Huhn, Hund frisst Katze und Schlange frisst Hund und Schlange wird vom .... in Fischernetz gefangen und der Vater vom Junge sieht die Schlange in Fischernetz schneidet sie auf und knackt er die Erdnuss und dann hat er seinen Sohn.

In Hinblick auf die schlechten sprachlichen Leistungen der ADHS-Kinder stellt sich auch die Frage, ob die Probleme der Kinder nicht etwas mit niedrigerer Intelligenzleistung zu tun haben könnten. Wie schon angesprochen, zeigten alle drei Untersuchungsgruppen gemäß den Einschlusskriterien eine durchschnittliche nonverbale Intelligenz; es ließen sich allerdings signifikante Unterschiede zwischen den einzelnen Gruppen aufzeigen. Die ADHS-Kinder erbrachten zwar bessere Intelligenzleistungen (gemessen mittels CFT1/CFT 20; Mittelwert und Standardabweichung: 102,85 (10,38)) als die SES-Kinder (97,40 (11,25)), liegen jedoch mit ihren Werten deutlich unter den gesunden Gleichaltrigen (110, 92 (10,78)) (zu Details siehe schon im Kapitel 5.1).

Auch in der Fachliteratur wird darauf hingewiesen, dass die aufmerksamkeitsgestörten Kinder in ihrer allgemeinen geistigen oder intellektuellen Entwicklung hinter den gesunden Kindern etwas zurück bleiben. Das könnte damit zusammenhängen, dass es einen engen Zusammenhang zwischen exekutiven Leistungen wie der Fokussierung und Steuerung von Aufmerksamkeit und dem IQ gibt. Es könnte aber auch sein, dass es sich hier eher um Auswirkungen der Aufmerksamkeits- und Hyperaktivitätsstörung auf das Testverhalten handelt (Barkley, 1998: 97).

Warum erbrachten aber die ADHS-Kinder im Untertest „Verstehen von grammatischen Strukturen" (VS) keine schlechteren Leistungen im Vergleich zu gesunden Kindern? Zur Erinnerung: Im VS soll das Kind mithilfe vorgegebener Spielmaterialien ihm vorgesprochene Sätze, das heißt die damit ausgedrückten Inhalte, nonverbal ausführen. Im Rahmen der vorgesprochenen Sätze kommen unterschiedlich komplexe grammatische Strukturen zum Einsatz, und das erlaubt es, Informationen über verschiedene Verarbeitungsstrategien zu ermitteln (Grimm & Schöler, 1985: 21).

Es liegt nahe, dass ein sofortiges Nachspielen der Inhalte vorgesprochener Sätze deutlich weniger umfangreiche mentale Repräsentationsleistungen (des Arbeitsgedächtnisses) und eine entsprechende Steuerung der selektiven Aufmerksamkeit erfordert als das wörtliche Nachsprechen (bzw. Rekonstruieren) mehr oder weniger komplexer Sätze. Obendrein ist der inhaltliche Umfang der Informationen, die verfügbar gehalten werden müssen, deutlich geringer als beim Nacherzählen einer Geschichte. Wenn wir davon ausgehen, dass aufmerksamkeitsgestörte hyperaktive Kinder mit der Fokussierung und Steuerung von Aufmerksamkeit als Teil der „zentralen Exekutive" des Arbeitsgedächtnissses ab einer gewissen Komplexität der mentalen Repräsentation Schwierigkeiten haben, dann könnte das erklären, warum ADHS-Kinder hier – beim Nachspielen – unauffällig bleiben.

Mit dem Untertest „Plural-Singular-Bildung" (PS) wurde gezeigt, dass die ADHS-Kinder nicht in der Lage sind, semantische Unterscheidungen regelhaft morphologisch zu kennzeichnen. Die Kinder hatten Schwierigkeiten sowohl bei der Bildung der Pluralmorpheme als auch bei der Ableitung der Singularformen von vorgegebenen Kunstwörtern. In den meisten Fällen wiederholten sie genau das, was vorgesprochen wurde, z. B.: *Luch-Luch, Zawo-Zawo, Plabeln-Plabeln, Külinge-Külinge* usw., andere falsch gebildete Formen waren *Maling-Malen, Zawo-Zawowe, Plabeln-Plabe, Kattaus-Katten.*

Laut Grimm und Schöler (1991: 35) erfasst der Test zur „Plural-Singular-Bildung" das Vermögen eines Kindes, (linguistische) Regeln auf relativ hoher Abstraktionsebene produktiv anzuwenden. Es wird vielfach berichtet, dass ADHS-Kinder Schwächen haben, auf der Basis verfügbarer Fakten zu abstrahieren und Schlussfolgerungen zu ziehen. Möglicherweise lässt sich hier die Ursache für das schlechte Abschneiden beim Plural-Singular-Test verorten. Kinder mit ADHS sind wahrscheinlich sehr wohl in der Lage, semantisch zwischen Plural und Singular zu unterscheiden, und auch die morphologische Markierung fällt in der Spontansprache nicht schwer. Diese Regel allerdings in einer unbekannten Situation produktiv auf neue Reize anzuwenden, bereitet den Kindern Probleme.

Eine ergänzende Erklärung könnte sein, dass die Defizite des Arbeitsgedächtnisses bei den ADHS-Kindern nicht nur im Rahmen der Sprachverarbeitung, sondern möglicherweise schon im Prozess des Sprachlernens eine wichtige Rolle gespielt haben. Da der Lautstrom bei aufmerksamkeitsgestörten Kindern im Vergleich zu unauffälligen Kindern möglicherweise für kürzere Zeitdauer im auditiven System behalten wird und vor allem auf der Basis von Aufmerksamkeitsproblemen weniger präzise verarbeitet wird, haben diese Kinder die Regeln der Zielsprache nicht vergleichbar differenziert gespeichert.

Im Artikulationstest erbrachten die ADHS-Kinder der vorliegenden Studie keine signifikant schlechteren Leistungen. Dieses Ergebnis steht im Kontrast zu einigen früheren, die Artikulationsschwierigkeiten bei AD-HS nachweisen konnten. Spallek (2001) berichtet aus einer Befragung von 300 Eltern der ADHS-Kinder, dass 30 % dieser Kinder logopädisch behandelt waren. Auch Berry und Mitarbeiter (1985) weisen auf das Auftreten von Artikulationsschwierigkeiten bei ADHS hin und betonen dabei, dass Mädchen von dieser Problematik stärker betroffen sind als Jungen. Baker und Cantwell (1992) fanden gravierende Probleme mit der Artikulation bei beiden Geschlechtern, bei 84 % der Jungen und bei 44 % der Mädchen. Die Autoren bemerken zugleich, dass sich die Artikulationsproblematik bei ADHS mit zunehmendem Alter entweder spontan oder infolge einer Sprachtherapie weitgehend zurückbildet. Der Grund für diese Schwierigkeiten wird in der Impulsivität der Kinder, in der gestörten motorischen Steuerung bei ADHS gesehen (vgl. u. a. Barkley, 1990).

Zusammenfassung

Ich möchte zusammenfassend festhalten, dass die oben diskutierten Studienergebnisse die in der Literatur mehrfach berichtete Assoziation von Aufmerksamkeits- und Sprachentwicklungsstörungen replizieren. Allerdings zeigen die Ergebnisse auch, dass es sich bei den Sprachstörungen der ADHS-Gruppe nur tendenziell um die gleichen Auffälligkeiten wie bei den SES-Kindern handelt; die bei den ADHS-Kindern beobachteten Defizite lassen sich weitestgehend als Folgen allgemeiner selektiver Aufmerksamkeitsstörungen (und diese wiederum als Ergebnisse einer herabgesetzten allgemeinen Aktiviertheit oder Vigilanz) interpretieren. Die Aufmerksamkeitsstörungen der SES-Gruppe sind nicht ohne weiteres identisch mit den Aufmerksamkeitsstörungen der ADHS-Kinder. Bei den ADHS-Kindern müssen wir von deutlich gravierenderen Störungen ausgehen, die jedoch unter geeigneten Stimulationsbedingungen weitgehend verschwinden. Bei den SES-Kindern handelt es sich dagegen eher um sehr spezifische Aufmerksamkeitsstörungen, die mehr oder weniger ausschließlich die lineare Verarbeitung betreffen; ich hatte als Hypothese formuliert, dass es sich bei den Aufmerksamkeitsstörungen der SES-Kinder eher um Effekte ganz speziell der herabgesetzten (linearen oder zeitlichen) Kapazität des „working memory" handelt (vgl. die bekanntermaßen herabgesetzte auditive Merkspanne von SES-Kindern).

6.2.3 Zentral-auditive Verarbeitungsdefizite

Zur Untersuchung der zentral-auditiven Verarbeitungsfähigkeit wurden im Rahmen der vorliegenden Studie Diskriminationsaufgaben und Aufgaben zur auditiven Merkspanne eingesetzt.

Mottiertest

So handelte es sich beim Mottiertest um das Nachsprechen von Kunstwörtern, die sich in ihrer Länge unterschieden. Sowohl die Kinder der Experimentalgruppe mit SES (Mittelwert und Standardabweichung 11,20 (5,10)) als auch die Kinder der Experimentalgruppe mit ADHS (17,08 (4,05)) erbrachten in diesem Test signifikant schlechtere Ergebnisse im Vergleich zu den gesunden Kontrollkindern (22,77 (4,44)). Je länger die Kunstwörter waren, desto schlechter waren auch die Leistungen der Kinder. Sie sprachen beispielsweise: *reda* statt *rela* aus, *dugabi* oder *duda* statt *dugabe*, *katatopopinafe* statt *katopinafe* und *lemaseriko* statt *leraminofeko*. Dabei wurde auch deutlich, dass sich auch die SES- und ADHS-Kinder in ihrer Nachsprechleistung signifikant voneinander unterscheiden. Die beobachteten Defizite treten signifikant stärker bei den sprachentwicklungsgestörten Kindern (Mittelwert und Standardabweichung 11,20 (5,10) als bei den aufmerksamkeitsgestörten Kindern (17,08 (4,05)) in Erscheinung.

Ob die eingeschränkten auditiven Arbeitsgedächtnisleistungen (und die daraus erwachsenden Defizite der selektiven Aufmerksamkeit gerade bei linearer Verarbeitung) eine wesentliche Ursache für die spezifische Sprachentwicklungsstörung sind, wird in der Literatur unterschiedlich beurteilt. Die aktuelle Datenlage lässt jedoch vermuten, dass zumindest für einen großen Teil der sprachentwicklungsgestörten Kinder als wesentlicher Kausalfaktor eine nicht voll funktionierende auditive Merkfähigkeit angesetzt werden muss (siehe dazu ausführlich im Kapitel 2.4.1). Das wird auch durch die Ergebnisse der vorliegenden Untersuchung unterstützt.

Auch in den Untersuchungen zum Kurz- und Arbeitsgedächtnis der ADHS-Kinder wird auf Leistungseinbußen hingewiesen (siehe dazu schon im Kapitel 3.4.2.1). Die berichteten Defizite wurden jedoch hauptsächlich über die Zahlenspannen-Aufgaben operationalisert und zeigen sich als nicht konsistent, anders als in der vorliegenden Untersuchung, in der es um die Wiedergabe von Kunstwörtern ging.

Es stellt sich in diesem Zusammenhang die Frage, ob schlechtere Leistungen der ADHS-Kinder in den Gedächtnisaufgaben möglicherweise nicht mit einer eingeschränkten auditiven Merkspanne zu tun haben, sondern vielmehr auf generelle Aufmerksamkeitsprobleme zurückgehen. Die einschlägige Literatur diskutiert, ob die Arbeitsgedächtniskapazität ganz generell in engem Zusammenhang mit einer gesteuerten Aufmerksamkeitszuweisung steht (Engle et al., 1999; vgl. auch Colle & Welsh, 1976, zit. nach Lange, 2005, die davon ausgehen, dass irrelevanter Sprachschall die Leistungen in einer verbalen Kurzzeitgedächtnisaufgabe beeinträchtigt).

HLAD-Untertest 1 und 2

In einem weiteren Test der vorliegenden Studie, dem HLAD-Untertest 1, sollten die Kinder zuerst beurteilen, ob die vorgegebenen Wort- bzw. Silbenpaare gleich oder verschieden sind (auditiver Teil) und diese dann auch nachsprechen (kinästhetischer Teil). In der Gruppe sprachentwicklungsgestörter Kinder lag die Leistung sowohl in der Diskriminationsaufgabe als auch in der Nachsprechaufgabe signifikant niedriger als in der Kontrollgruppe. Auch den Kindern mit ADHS bereiteten die beiden Aufgaben Schwierigkeiten; sie unterschieden sich signifikant von der Kontrollgruppe bei der Differenzierung von Wort- und Silbenpaaren, aber nur tendenziell beim Nachsprechen dieser Wort- und Silbenpaare. Vergleicht man die Ergebnisse der beiden Experimentalgruppen (SES und ADHS) miteinander, so ist auch festzustellen, dass sich die SES- und ADHS-Kinder in ihrer Nachsprechleistung signifikant voneinander unterschieden, jedoch nicht in der Diskriminationsleistung. Auch in diesem Test erwies sich die Nachsprechleistung der SES-Kinder als defizitärer im Vergleich zu den ADHS-Kindern.

Der Untertest HLAD 1 erlaubt es, die reine Nachsprechleistung und die Fähigkeit einer Beurteilung nach „gleich-ungleich" getrennt zu erfassen. Es ist ein für sich bereits interessantes Ergebnis, dass die Nachsprechleistung der ADHS-Kinder besser war als die geforderte Beurteilungsleistung. Was könnte das erklären? Nach den bisher vorgetragenen Überlegungen impliziert das Nachsprechen weitgehend lineare Informationsverarbeitung und verlangt entsprechend eine bestimmte Kapazität des (auditiven) Arbeitsgedächtnisses, aber hier waren die ADHS-Kinder ja nicht gestört. Hingegen verlangt möglicherweise eine Beurteilung nach gleich oder ungleich erheblich höhere Leistungen der selektiven Aufmerksamkeit, als das natürlich auch für eine rein lineare Informationsverarbeitung im Arbeitsgedächtnis gilt. Eben das könnte begründen, warum den ADHS-Kindern das Nachsprechen gelingt, nicht aber die Beurteilung nach gleich oder ungleich.

Mit dem HLAD-Untertest 2 wurde überprüft, inwieweit die Kinder Konsonantenhäufungen bei Verschlusslauten als zwei isolierte Laute wahrnehmen und diese korrekt wiedergeben konnten. Auch in dieser Aufgabe ließen sich signifikant schlechtere Leistungen der Kinder beider Experimentalgruppen SES und ADHS im Vergleich zu den gesunden Kontrollkindern nachweisen. Die häufigsten Fehler der Kinder waren: /pl/ in Blatt, /kl/ in Glätte, /tr/ in Draht oder /kr/ in Griechen. Weiterhin war zu beobachten, dass sich signifikante Unterschiede beim Vergleich der Ergebnisse der SES- und ADHS-Kinder feststellen ließen. Auch hier rangieren die ADHS-Kinder in der Mitte zwischen den SES und Kontrollkindern. Auch in diesem Untertest ließ sich nicht endgültig klären, inwieweit der lokale Dialekt eine Rolle gespielt hat.

Bremer Lautdiskriminationstest

Um das Diskriminieren von Wortpaaren ging es auch im Bremer Lautdiskriminationstest (BLDT; Beispiele: *mir-dir, süchtig-sichtig, für-vier, sieben-Süden, bleiben-leiden* usw.). Im BLDT unterschieden sich die SES-Kinder und die Kontrollkinder signifikant voneinander, beim Vergleich zwischen den ADHS-Kindern und gesunden Kindern ließ sich jedoch kein signifikantes Ergebnis aufzeigen. Vergleicht man die beiden Experimentalgruppen mit Blick auf die BLDT-Ergebnisse miteinander, so sind signifikante Unterschiede zwischen den SES- und ADHS-Kindern festzustellen. Auch hier erbrachten die sprachentwicklungsgestörten Kinder die schlechtesten Leistungen.

Warum zeigten aber in diesem Test die ADHS-Kinder im Vergleich zu den unauffälligen Kontrollen keine defizitären Diskriminationsleistungen? Der Grund dafür ist möglicherweise darin zu sehen, dass der BLDT-Test als weniger sensibel im Vergleich zu dem HLAD angesehen werden muss, und nur die auditive und nicht – wie der HLAD – die auditive und kinästhetische Wahrnehmungstrennschärfe überprüft.

Könnten die hier dokumentierten Diskriminationsschwächen bzw. die Beurteilung nach gleich oder ungleich etwas mit den zuvor diskutierten Arbeitsgedächtnisdefiziten zu tun haben?

Schon Tallal beobachtete mit Blick auf Diskriminationsschwierigkeiten von sprachentwicklungsgestörten Kindern, dass deren Leistungen von der Präsentationsdauer der Stimuli und dem ISI zwischen den Stimuli abhängig waren. Wurden die Stimuli hinreichend lang präsentiert oder wurden die ISIs vergrößert, dann konnten die Kinder auch zwischen unterschiedlichen Reizen gut diskriminieren und schlossen zu den Leistungen sprachunauffälliger Kinder auf. Das spricht für eine herabgesetzte Verarbeitungsgeschwindigkeit, und die immer wieder für SES-Kinder diskutierten Defizite des (linearen) auditiven Arbeitsgedächtnisses sind möglicherweise eher das Ergebnis dieser zu langsamen Verarbeitung, die das (an sich ungestörte) Arbeitsgedächtnis überlastet. Anders formuliert könnte es sein, dass auf der Basis einer deutlich herabgesetzten Verarbeitungsgeschwindigkeit der vergleichende Rückgriff auf das Arbeitsgedächtnis so spät erfolgt, dass die dort „wartenden" Stimulus-Repräsentationen bereits wieder verloschen sind und die Vergleichsprozesse nicht mehr hinreichend differenziert durchgeführt werden können (siehe dazu ausführlich im Kapitel 2.4.2 und 2.4.5).

Interessant ist in diesem Zusammenhang die Schlussfolgerung von Fazio (1998). Die Autorin untersuchte den Effekt des Präsentationstempos einer „serial memory"-Aufgabe bei jungen Kindern mit SES (n=30, Alter: 4–6 J.). Bei langer Präsentationsdauer war die Wahrnehmung der SES-Kinder der der gesunden Kontrollkindern ähnlich, bei kurzer

Präsentationsdauer nahm jedoch die Leistung der SES-Kinder im Vergleich zu den gesunden Kontrollkindern in allen Aufgaben drastisch ab. Laut Fazio (1998) sind die zugrunde liegenden Defizite bei SES in einer Schwäche des Arbeitsgedächtnisses zu suchen, mit Tallal müssten wir von einer herabgesetzten Informationsverarbeitungsgeschwindigkeit ausgehen.

Tallal, Merzenich, Miller und Jenkins (1998) sprechen auch mit Blick auf die Aufmerksamkeitsdefizit-/Hyperaktivitätsstörung von einem zeitlichen Verarbeitungsdefizit. Auch nach Boucher (2000) bildet ADHS neben SES und Autismus ein Kontinuum von „defective time parsing mechanism". Barkley (1997) spricht bei ADHS-Kindern von „time blindness" (vgl. dazu auch Fadeley & Hosler 1992). Ich möchte vor diesem Hintergrund nochmals in Erinnerung rufen, dass ich dagegen die Vermutung verteidige, dass es sich bei den ADHS-Kindern um Aufmerksamkeitsdefizite handelt (die natürlich u. a. auch das Arbeitsgedächtnis betreffen), die vermutlich auf eine herabgesetzte allgemeine Aktiviertheit bzw. Vigilanz zurückgehen. Der entscheidende Unterschied u. a. zu SES-Kindern ist, dass die entsprechenden Defizite und auch die daraus resultierenden Effekte im Rahmen des Arbeitsgedächtnisses bei geeigneter Stimulierung zurückgehen oder sogar ganz verschwinden.

Zusammenfassung

Sowohl für die SES- wie für die ADHS-Kinder können wir deutliche Defizite des Arbeitsgedächtnisses feststellen. Die Kinder der beiden Experimentalgruppen unterschieden sich jedoch in der Ausprägung dieses Defizits signifikant voneinander (es trat deutlich stärker bei den sprachentwicklungsgestörten Kindern in Erscheinung als bei den aufmerksamkeitsgestörten Kindern).

Unsere Überlegungen ergaben zudem, dass die bei den Experimentalgruppen gleichermaßen feststellbaren Defizite des Arbeitsgedächtnisses vermutlich auf gänzlich andere Ursachen zurückgehen. So haben wir die Hypothese formuliert, dass bei ADHS eine herabgesetzte allgemeine Aktiviertheit zu Defiziten der selektiven Aufmerksamkeit führt, die dann auch die Leistungsfähigkeit des Arbeitsgedächtnisses betrifft. Bei den SES-Kindern haben wir die Hypothese dagegengesetzt, dass wir es hier mit grundlegenden Defiziten des Arbeitsgedächtnisses zu tun haben, die sich vor allem im Rahmen einer rein linearen Informationsverarbeitung auswirken; dabei treten solche Verarbeitungsschwierig-

keiten phänomenal-symptomatisch als oder wie selektive Aufmerksamkeitsstörungen in Erscheinung.

Anhang A: Tabellen

Variable	KG	SES	ADHS
CBCL-Gesamt	53,32 (10,05)	67,57 (8,68)	69,38 (8,54)
Internalisierende Symptome	55,20 (8,29)	68,36 (9,87)	66,85 (8,22)
Externalisierende Symptome	56,00 (7,78)	65,22 (8,82)	66,85 (8,31)
Sozialer Rückzug	2,28 (2,17)	6,29 (2,92)	5,46 (3,15)
Körperliche Beschwerden	,68 (,90)	2,43 (2,95)	2,08 (2,18)
Ängstlich/ Depressiv	2,92 (2,61)	7,71 (6,11)	8,31 (5,65)
Soziale Probleme	,96 (1,74)	3,79 (3,07)	5,46 (4,70)
Schizoid/ Zwanghaft	,52 (,92)	2,43 (2,03)	1,92 (1,44)
Aufmerksamkeitsprobleme	**2,80 (2,43)**	**6,50 (3,86)**	**9,08 (3,28)**
Dissoziales Verhalten	2,44 (1,76)	5,43 (4,99)	4,46 (2,79)
Aggressives Verhalten	7,80 (4,86)	15,07 (8,40)	17,08 (8,95)

Tabelle 1: Mittelwerte (Standardabweichungen in Klammern) für die CB-CL, getrennt nach drei Untersuchungsgruppen

Variable	KG	SES	ADHS
BAT	41,03 (7,75)	28,98 (4,88)	38,74 (7,75)
HSET - Verstehen grammatischer Strukturformen	52,04 (9,09)	35,47 (6,63)	48,46 (8,12)
HSET- Plural-Singular-Bildung	49,65 (10,84)	34,47 (5,36)	41,69 (5,92)
HSET - Imitation grammatischer Strukturformen	52,73 (7,71)	27,61 (11,18)	40,54 (11,15)
HSET - Begriffsklassifikation	47,15 (9,69)	39,53 (7,99)	46,69 (11,91)
HSET- Textgedächtnis	58,85 (11,64)	38,73 (8,76)	47,77 (8,77)

Tabelle 2: Mittelwerte (Standardabweichungen in Klammern) für die sprachlichen Tests, getrennt nach drei Untersuchungsgruppen

Variable	KG	SES	ADHS
D2 GZ-F	218,42 (42,69)	190,67 (59,68)	219,15 (60,74)
CPT Reaktionszeit	522,71 (89,08)	552,40 (137,67)	524,61 (71,98)
CPT Anzahl korrekt	38,62 (1,39)	34,93 (7,45)	36,31 (4,66)
Omission	1,38 (1,38)	5,06 (7,44)	3,69 (4,66)
Commission all	3,04 (5,05)	11,46 (23,69)	5,85 (9,71)
Commission after 0	,88 (1,86)	6,06 (16,81)	1,62 (2,69)
VS Anzahl richtig	10,96 (1,31)	10,33 (1,24)	10,38 (1,89)
VS Reaktionszeit	33391,24 (20413,44)	41253,76 (27213,76)	34061,55 (17921,90)

Tabelle 3: Mittelwerte (Standardabweichungen in Klammern) für die Aufmerksamkeitstests, getrennt nach drei Untersuchungsgruppen

Variable	KG	SES	ADHS
HLAD gesamt	57,19 (17,37)	32,13 (8,72)	47,23 (8,24)
HLAD Test 2	61,50 (9,51)	43,14 (10,75)	53,23 (10,40)
HLAD1 Auditiv	46,73 (17,38)	26,33 (7,52)	35,23 (9,73)
HLAD 1 Kinästhetisch	58,92 (14,50)	38,33 (8,39)	51,92 (7,87)
BLDT	50,45 (7,25)	39,01 (7,18)	46,31 (6,50)
Mottier gesamt	22,77 (4,44)	11,20 (5,10)	17,08 (4,05)

Tabelle 4: Mittelwerte (Standardabweichungen in Klammern) für die Tests zur Messung zentral-auditiver Verarbeitung, getrennt nach drei Untersuchungsgruppen

Anhang B: Boxplots

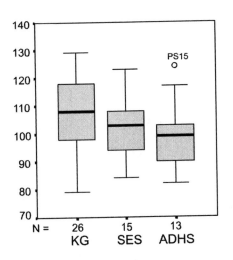

Abb. 1: CFT - Testhälfte 1

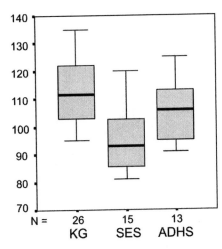

Abb. 2: CFT - Testhälfte 2

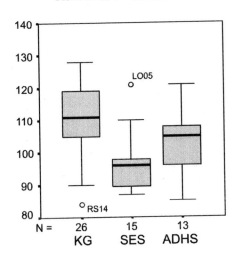

Abb. 3: CFT - IQ Gesamt

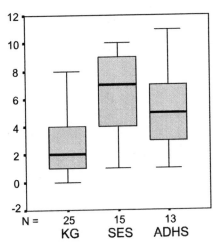

Abb. 4: CBCL 1 - sozialer Rückzug

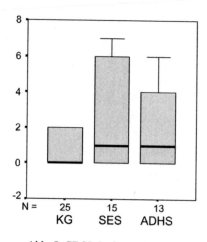

Abb. 5: CBCL 2 - körperliche
Beschwerden

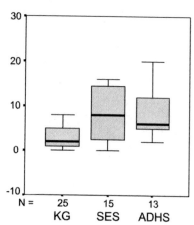

Abb. 6: CBCL 3 - ängstlich/ depressiv

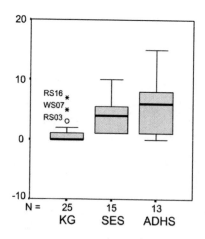

Abb. 7: CBCL - 4 soziale Probleme

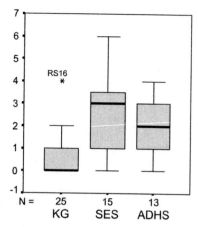

Abb. 8: CBCL 5 - schizoid/ zwanghaft

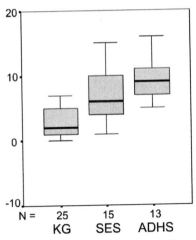

bb. 9: CBCL 6 - Aufmerksamkeits –
probleme

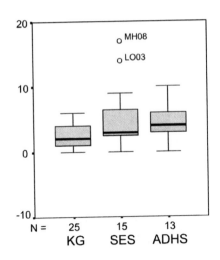

Abb. 10: CBCL 7 - dissoziales Verhalten

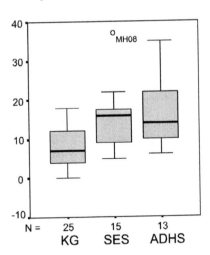

Abb. 11: CBCL 8 - aggressives Verhalten

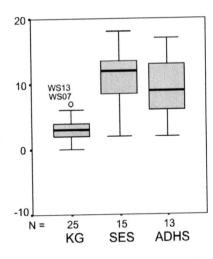

Abb. 12: CBCL 9 - andere Probleme

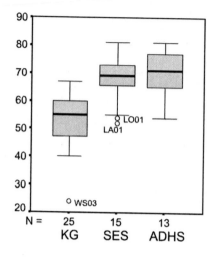

Abb. 13: CBCL - Gesamt

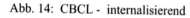

Abb. 14: CBCL - internalisierend

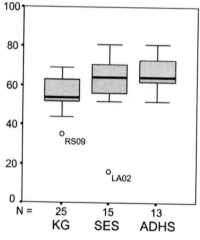

Abb. 15: CBCL - externalisierend

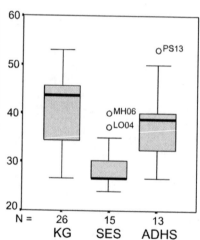

Abb. 16: Bremer Artikulationstest (BAT)

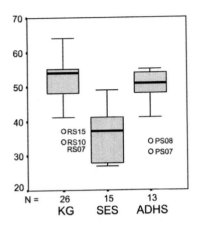

Abb. 17: HSET - Verstehen
grammatischer Strukturformen

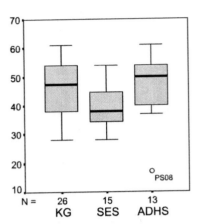

Abb. 18: HSET -
Begriffsklassifikation

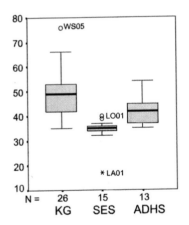

Abb. 19: HSET -
Plural-Singular Bildung

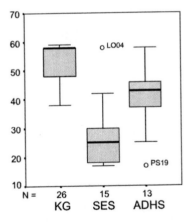

Abb. 20: HSET - Imitation
grammatischer Strukturformen

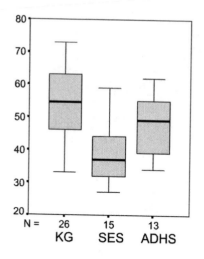

Abb. 21: HSET-Textgedächtnis

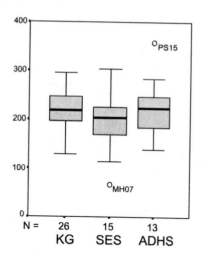

Abb. 22: D2-Test

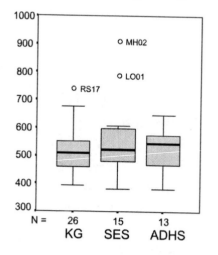

Abb. 23: CPT - Reaktionszeit

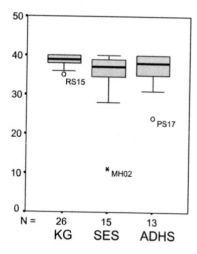

Abb. 24: CPT - Anzahl korrekt

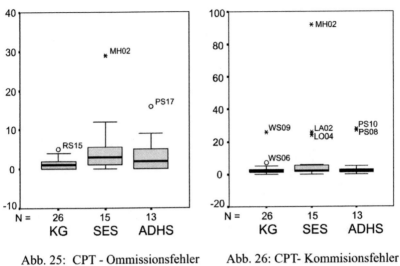

Abb. 25: CPT - Ommissionsfehler   Abb. 26: CPT- Kommisionsfehler

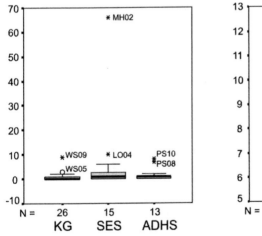
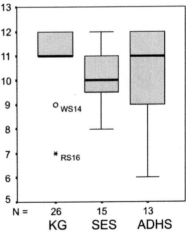

Abb. 27: CPT- Kommissionsfehler nach 0   Abb. 28: VS - Anzahl richtig

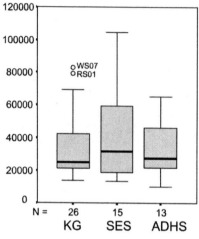

Abb. 29: VS - Reaktionszeit

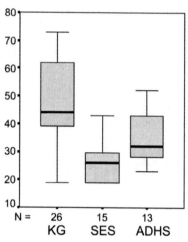

Abb. 30: HLAD - TEST 1 Auditiv

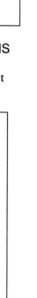

Abb. 31: HLAD - Test 1 Kinästhetisch

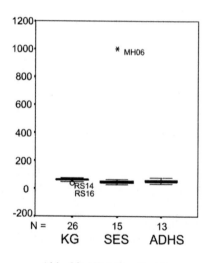

Abb. 32: HLAD - Test 2

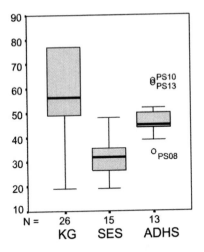

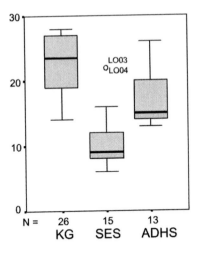

Abb. 33: HLAD - Gesamt   Abb. 34: Mottier - Test

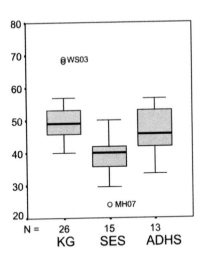

Abb. 35: BLDT

Literaturverzeichnis

Achenbach, T. (1991) *Manual for the Child Behavior Checklist/4-18 and 1991 Profile*. University of Vermont, Department of Psychiatry, Burlington

Alderman, N. (1996) Central executive deficit and response to operant conditioning methods. *Neuropsychological Rehabilitation 6*, 161–186

Alderman, N., Fry, R. & Youngson, H. A. (1995) Improvement of self-monitoring skills, reduction of behaviour disturbance and the dysexekutive syndrome: comparison of response cost and new programme of self-monitoring training. *Neuropsychological Rehabilitation 5*, 193–221

Alho, K. (1995) Cerebral generators of mismatch negativity (MMN) and its magnetic counterpart (MMNm) elicited by sound changes. *Ear and Hearing 16*, 38–51

Alho, K., Woods, D. L., Algazi, A. & Näätänen, R. (1992) Intermodal selective attention. II. Effects of attentional load on processing of auditory and visual stimuli in central space. *Electroencephalography and Clinical Neurophysiology 82*, 356–368

Altherr, P. (1993) Das Hyperkinetische Syndrom des Kindesalters aus kinderpsychiatrischer Sicht: Diagnostik und Therapiemöglichkeiten im Überblick. In: Passolt, M. (ed.), 10–22

American Psychiatric Assiociation (1994) *Diagnostic and statistical manual of mental disorders (4th ed.) (DSM-IV)*. Washington/DC: American Psychiatric Association

American Psychiatric Association (2000) *Diagnostic and statistical manual of mental disorders (4th ed. Text Revision, DSM-IV TR)*. Washington/DC: American Psychiatric Association

Amorosa, H. (2000) *Umschriebene Entwicklungsstörungen der Sprache. Leitlinien zu Diagnostik und Therapie von psychischen Störungen im Säuglings-, Kindes- und Jugendalter*. Köln: Deutscher Ärzte-Verlag

Amorosa, H. (2001) Auffälligkeiten der Sprechmotorik. In: von Suchodoletz, W. (Hg.), 99–117

Amorosa, H. & Noterdaeme, M. (2003) *Rezeptive Sprachstörungen.* Göttingen: Hogrefe, Verlag für Psychologie

Aram, D. A., Morris, R. & Hall, N. E. (1992) The validity of discrepancy criteria for identifying children with developmental language disorders. *Journal of Learning Disabilities 25,* 549–554

August, G. J., Stewart, M. A. & Holmes, C. S. (1983) A four-year follow-up of hyperactive boys with and without conduct disorder. *British Journal of Psychiatry 143,* 192–198

Baddeley, A. (1996) The fractionation of working memory. *National Academy of Science USA 93,* 13468–13472

Baddeley, A. D. (2001) Is working memory still working? *American Psychologist 56,* 849–864

Baddeley, A. D., Della Sala, S., Papagno, C. & Spinnler, H. (1997) Dual-task performance in dysexecutive and non-dysexecutive patients with frontal lesion. *Neuropsychology 11,* 187–194

Baker, L. & Cantwell, D. P. (1982) Psychiatric disorder in children with different types of communication disorder. *Journal of Communication Disorders 15,* 113–126

Baker, L. & Cantwell, D. P. (1992) Attention deficit disorder and speech/language disorders. *Comprehensive Mental Health Care 2,* 3–16

Barkley, R. A. (1990) *Attention-deficit hyperactivity disorder: a handbook for diagnosis and treatment.* New York: Guilford Press

Barkley, R. A. (1994) Impaired delayed responding: a unified theory of attention deficit hyperactivity disorder. In: Routh, D. K. (ed.), 11–57

Barkley, R. A. (1997) Behavioral inhibition, substained attention, and executive functions: constructing a unifying theory of ADHD. *Psychological Bulletin 121,* 65–94

Barkley, R. A. (1998) *Attention-deficit hyperactivity disorder: a handbook for diagnosis and treatment (2nd ed.).* New York: Guilford

Barkley, R. A. (2001) The executive functions and self-regulation: an evolutionary neuropsychological perspective. *Neuropsychology Review 11,* 1–29

Barkley, R. A. (2002) *Das große ADHS-Handbuch für Eltern.* Bern: Hans Huber Verlag

Barkley, R. A., Cunningham, C. E. & Karlsson, J. (1983) The speech of hyperactive children and their mothers: comparision with normal children and stimulant drug effects. *Journal of Learning Disabilities 16*, 105–110

Barkley, R. A., Murphy, K. & Kwasnik, D. (1996) Psychological adjustment and adaptative impairments in young adults with ADHD. *Journal of Attention Disorders 1*, 41–54

Barthlen-Weis, M. & Breuer-Schaumann, A. (1994) Sprachentwicklungsstörungen in Kombination mit anderen Teilleistungsstörungen. In: Martinus, J. & Amorosa, H. (Hg.), 67–72

Baumgaertel, A., Wolraich, M. & Dietrich, M. (1995) Comparison of diagnostic criteria for attention deficit disorders in a German elementary school sample. *Journal of the American Academy of Child and Adolescent Psychiatry 34*, 629–638

Beitchman, J. H., Cohen, N. J., Konstantareas, M. M. & Tannock, R. (1996, eds.) *Language, learning, and behaviour disorders: developmental, biological, and clinical perspectives*. Cambridge: University Press

Beitchman, J. H., Nair, R., Clegg, M., Ferguson, B. & Patel, P. G. (1986) Prevalence of psychiatric disorders in children with speech and language disorders. *Journal of the American Academy of Child Psychiatry 25*, 528–535

Beitchman, J. H., Werle, C. & Hood, J. (1987) Diagnostic continuity from preschool to middle childhood. *Journal of the American Academy of Child and Adolescent Psychiatry 26*, 694–699

Benasisch, A. & Tallal, P. (2002) Infant discrimination of rapid auditory cues predicts later language impairment. *Behavior Brain Research 136*, 31–49

Benezra, E. & Douglas, V. I. (1988) Short-term serial recall in ADHD, normal, and readingdisabled boys. *Journal of Abnormal Child Psychology 16*, 511–525

Bennetto, L. & Pennington, B. F. (2003) Executive functioning in normal and abnormal development. In: Segalowitz, S. J. & Rapin, I. (eds.), 785–802

Berger, F., Amorosa, H. & Scheimann, G. (1990) Psychiatrische Auffälligkeiten bei sprachauffälligen Kindern mit und ohne minimale zerebrale Dysfunktion. *Zeitschrift für Kinder- und Jugendpsychiatrie 18*, 71–78

Berry, C. A., Shaywitz, S. E. & Shaywitz, B. A. (1985) Girls with attention deficit disorder: a silent minority? A report on bahavior and cognitive characteristics. *Pediatrics 76*, 801–809

Berti, S. & Schröger, E. (2003) Die Bedeutung sensorischer Verarbeitung und Aufmerksamkeitsteuerung für Arbeitsgedächtnisfunktionen. *Zeitschrift für Psychologie 211*, 193–201

Berwanger, D. (2002) *Untersuchung der zeitlichen Diskriminationsfähigkeit bei Kindern mit einer Sprachentwicklungsstörung und/oder Lese-Rechtschreibstörung.* München: Verlag Dr. Hut

Biard, J., Stevenson, J. & Williams, D. C. (2000) The evolution of ADHD: a disorder of communication? *The Quarterly Review of Biology 75,* 17–35

Billard, C., Dulac, O., Raynaud, C., Laisel, M. L., Gillet, P. et al. (1988) Brain spect imaging in developmental childhood dysphasia. *The Journal of Nuclear Medicine 29,* 792

Birbaumer, N. & Schmidt, R. F. (1996) *Biologische Psychologie.* Springer: Berlin

Birkenkamp, R. (1994) *Test d2 Aufmerksamkeits-Belastungs-Test.* Göttingen: Hogrefe Verlag

Bishop, D. V. M. (1997) *Uncommon understanding. Development and disorders of language comprehension in children.* Hove: Psychology Press

Bishop, D. V. M. & Leonard, L. B. (2000 eds.) *Speech and language impairments in children: causes, characteristics, intervention, and outcome.* Hove: Psychology Press

Bishop, D. V. M., Caryon, R. P., Deeks, J. M. & Bishop, S. J. (1999) Auditory temporal processing impairment: neither necessary nor sufficient for causing language impairment in children. *Journal of Speech, Language, and Hearing Research 42,* 1295–1310

Bishop, D. V. M., North, T. & Donlan, C. (1995) Genetic basis of specific language impairment. *Development Medicine and Child Neurology 72,* 56–71

Blanken, G., Dittmann, J., Grimm, H., Marshall, J. C. & Wallesch, C. W. (1993, eds.) *Linguistic disorders and pathologies. An international handbook.* Berlin: de Gruyter

Boucher, J. (2000) Time parsing, normal language acquisition, and language-related developmental disorders. In: Perkins, M. & Howard, S. (eds.), 13–23

Brady, S. A., Scarborough, H. & Shankweiler, D. (1996) A perspective on research reports of treating language-learning impairment. *Advance for Speech-Language Pathologists and Audiologists 6,* 16–17

Brock, S. E. & Knapp, P. K. (1996) Reading comprehension abilities of children with attention-deficit/hyperactivity disorder. *Journal of Attention Disorders 1,* 173–185

Brühl, B., Döpfner, M. & Lehmkuhl, G. (2000) Der Fremdbeurteilungsbogen für hyperkinetische Störungen (FBB-HKS) – Prävalenz hyperkinetischer Störungen im Elternurteil und psychometrische Kriterien. *Kindheit und Entwicklung 9,* 115–125

Brunner, M., Seibert, A., Dierks, A., Körkel, B., Strehlow, U., Haffner, J. & Parzer, P. (1999) *HLAD-Prüfung der auditiv-kinästhetischen Wahrnehmung zur Differenzierung der Ursachen bei Lese-Rechtschreibschwäche.* Heidelberg: Universitätsklinik

Callaway, E. & Koslow, S. H. (1978 eds.) *Event related brain potentials in man.* New York: Academic Press

Cantwell, D. P. & Baker, L. (1987) *Developmental speech and language disorders.* New York: The Guilford Press

Cantwell, D. P. & Baker, L. (1991) Association between attention deficit-hyperactivity disorder and learning disorders. *Journal of Learning Disabilities* 24, 88–95

Caramata, S. M. & Gibson, T. (1999) Pragmatic language deficits in attentional-deficit hyperactivity disorder (ADHD). *Mental Retardation and Developmental Disabilities Research Reviews 5,* 207–214

Castellanos, F. (1997) Toward a pathophysiology of attention-deficit hyperactivity disorder. *Clinical Pediatrics 36,* 381–393

Castellanos, F. X., Giedd, J. N., Marsh, W. L., Hamburger, S. D., Vaituzis, A. C., Dicstein, D. P., Sarfatti, S. E., Vauss, Y. C., Snell, J. W., Lange, N., Kaysen, D., Krain, A. L., Ritchie, G. F., Rajapakse, J. C. & Rapoport, J. L. (1996) Quantitative brain magnetic resonance imaging in attention deficit hyperactivity disorder. *Archives of General Psychiatry 53,* 607–616

Chelune, G. J. & Baer, R. A. (1986) Developmental norms for the Wisconsin Card Sorting Test. *Journal of Clinical and Experimental Neuropsychology 8,* 219–228

Choudhury, N. & Benasich, A. (2003) A family aggregation study: the influence of family history and other risk factors on language development. *Journal of Speech, Language, and Hearing Research 46,* 261

Clahsen, H. (1988) *Normale und gestörte Kindersprache. Linguistische Untersuchungen zum Erwerb von Syntax und Morphologie.* Amsterdam, Philadelphia: John Benjamins Publishing Company

Cohen, M., Campbell, R. & Yaghmai, F. (1989) Neuropathological abnormalities in development dysphasia. *Annals of Neurology 25,* 567–570

Cohen, N. J., Barwick, M., Horodetsky, N., Vallance, D. & Im, N. (1998) Language, achievement, and cognitive processing in psychiatrically disturbed children with previously indentified and unidentified language impairments. *Journal of Child Psychology and Psychiatry 39,* 865–877

Cohen, N. J., Vallance, D. D., Barwick, M., Im, N., Menna, R., Horodezky, N. B. & Isaacson, L. (2000) The interface between ADHD and language impairment: an examination of language, achievement, and cognitive processing. *Journal of Child Psychology and Psychiatry 41*, 353–362

Coles, M. G. H. & Rugg, M. D. (1995) Event-related brain potentials: an introduction. In: Rugg, M. D. & Coles, M. G. H. (eds.), 1–26

Colle, H. A. & Welsh, A. (1976) Acoustic masking in primary memory. *Journal of Verbal Learning and Verbal Behavior 15*, 17–31

Cook, J. R., Mausbach, M. D., Burd, L., Gascon, G. G., Slotnick, H. B., Patterson, B., Johnson, R. D., Hankey, B. & Reynolds, B. W. (1993) A preliminary study of the relationship between central processing disorder and attention deficit disorder. *Journal of Psychiatric Neuroscience 18*, 130–137

Cowan, N. (1999) An embedded-processes model working memory. In: Miyake, A. & Shah, P. (eds.), 62–101

Cowan, N., Winkler, I., Teder, W. & Näätänen, R. (1993) Memory prerequisites of mismatch negativity in the auditory event-related potential (ERP). *Journal of Experimental Psychology: Learning, Memory, and Cognition 19*, 909–921

Csépe, V. & Gyurkocza, E. E. (in press) Abnormal mismatch negativity to phonemic deviations in developmental dyslexia. *Developmental Neuropsychology*

Csépe, V. & Gyurkosza, E. E (1998) Normal and disturbed phoneme perception: mismatch negativity in dyslexia. In: Tervaniemi, M. & Escera, C. (eds.)

Csépe, V. & Molnar, M. (1997) Towards the possible clinical application of the mismatch negativity component of event-related potentials. *Audiology and Neurootology 2*, 354–369

Cunningham, C. E., Siegel, L. S. & Offord, D. R. (1985) A developmental dose-response analysis of the effects of methyphenidate on the peer interactions of attention deficit disordered boys. *Journal of Child Psychology and Psychiatry 26*, 955–971

Cutting, J. E. & Pisoni, D. B. (1978) An information precessing approach to speech perception. In: Kavanagh, J. F. & Stranga, W. (eds.), 38–72

D´lncau, B. J. (2000) Comorbidity of language disorder with attention-deficit/ hyperactivity disorder in a sample of early elementary children: a preliminary investigation. *Dissertation Abstracts International: Section B: The Sciences and Engineering 61 (1-B)*, 561

Dalebout, S. D. & Stack, J. W. (1999) Mismatch Negativity to acoustic differences not differentiated behaviorally. *Journal of the American of Audiology 10*, 388–399

Dannenbauer, F. M. (1989) Ist der kindliche Dysgrammatismus grammatisch? Zu den Sprachproblemen entwicklungsdysphasicher Kinder. *Die Sprachheilarbeit 34,* 151–168

Dannenbauer, F. M. (1993) Wie spezifisch sind spezifische Sprachentwicklungsstörungen? In: Deutsche Gesellschaft für Sprachheilpädagogik, Landesverband Bayern (Hg.): *Sprache-Verhalten-Lernen.* Rimpar: Edition Freisleben, 172–190

Dannenbauer, F. M. (2001) Spezifische Sprachentwicklungsstörungen. In: Grohnfeldt, M. (Hg.), 48–74

Denays, R., Tondeur, M., Foulon, M., Verstraeten, F., Ham, H., Piepsz, A. & Noël, P. (1989) Regional brain blood flow in congenital dysphasia: studies with technetium 99m HM-PAO SPECT. *Journal of Nuclear Medicine 30,* 1825–1829

Dienske, H., DeJonge, G. & Sanders-Woudstra, J. A. (1985) Quantitative criteria for attention and activity in child psychiatric patients. *Journal of Child Psychology and Psychiatry 26,* 859–915

Dilling, H., Mombour, W. & Schmidt, M. (1999 Hg.) *Internationale Klassifikation psychischer Störungen, ICD-10 Kapitel V (f). Klinisch-diagnostische Leitlinien.* 3., unveränderte Auflage nach der 2., korrigierten und bearbeiteten Auflage. Bern: Hans Huber Verlag

DiMaio, S., Grizenko, N. & Joober, R. (2003) Dopmanine genes and attention-deficit hyperactivity disorder: a review. *Journal of Psychiatry and Neuroscience 28,* 27–38

Donchin, E., Ritter, W. & McCallum, W. C. (1978) Cognitive psychophysiology: the endogenous components of the ERP. In: Callaway, E. & Koslow, S. H. (eds.), 349–411

Döpfner, M. (2000) Hyperkinetische Störungen. In: Petermann, F. (Hg.), 153–189

Döpfner, M., Fröhlich, J. & Lehmkuhl, G. (2000) *Hyperkinetische Störungen.* Göttingen: Hogrefe

Dougherty, D. D., Bonab, A. A., Spencer, T. J., Rauch, S. L., Madras, B. K. & Fischman, A. J. (1999) Dopamnine transporter density in patients with attention deficit hyperactivity disorder. *Lancet 354,* 2132–2133

Dresel, S., Krause, K. H., Krause, J., Kung, H. F., Hahn, K. & Tatsch, K. (2000) Hyperkinetisches Syndrom: [Tc-99m] TRODAT-1-SPECT des Dopamintransporters vor und unter Therapie mit Methylphenidat. *Nuklearmedizin (Abstr) 39,* A14

Dresel, S., Kung, M. P., Plössl, K., Meegalla, S. K. & Kung, H. F. (1998) Pharmacological effects of dopamingergic drugs on in vivo bindings of [99mTc] TRODAT-1 to the central dopamine transporters in rats. *European Journal of Nuclear Medicine 25,* 31–39

Duden (1996) *Deutsches Universal Wörterbuch A-Z.* 3., neu bearbeitete Auflage auf der Grundlage der neuen amtlichen Rechtschreibregeln. Leipzig, Wien, Zürich: Duden

Elliot, L. L., Hammer, M. A. & Scholl, M. E. (1989) Fine-grained auditory discrimination in normal children and children with language-learning problems. *Journal of Speech and Hearing Research 32,* 112–119

Engle, R. W., Kane, M. J. & Tuholski, S. W. (1999) Individual differences in working memory capacity and what they tell us about controlled attention, general fluid intelligence, and function of the prefrontal cortex. In: Miyake, A. & Shah, P. (eds.), 102–134

Esser, G. (1991) *Was wird aus Kindern mit Teilleistungsschwächen?* Stuttgart: Enke

Esser, G. & Schmidt, M. (1986) Epidemiologie kinder- und jugendpsychiatrischer Erkrankungen. 8–13 Jahre. In: Schmidt, M. & Drömann, S. (Hg.), 79–90

Esser, G. & Wyschkon, A. (2000) *Umschriebene Entwicklungsstörungen.* Göttingen: Hogrefe

Esser, G., Lehmkuhl, G. & Schmidt, M. (1983) Die Beziehung von Sprechstörungen und sprachlichem Entwicklungsstand zur zerebralen Dysfunktion und psychiatrischen Auffälligkeiten bei 8-jährigen Grundschülern. *Sprache-Stimme-Gehör 7,* 59–62

Fadeley, J. L. & Hosler, V. N. (1992) *Attentional deficit disorders in children and adolescents.* Springfield/IL: C. C. Thomas

Faraone, S. V., Doyle, A. E., Mick, E. & Biedrman, J. (2001) Meta-analysis of association between the 7-repeat allele of the dopamine D4 receptor gene and attention deficit hyperactivity disorder. *American Journal of Psychiatry 158,* 1052–1057

Fazio, B. B. (1998) The effect of presentation rate on serial memory in young children with specific language impairment. *American Speech-Language-Hearing Association 41,* 1375–1383

Fazio, B. B. (1999) Arithmetic calculation, short-term memory and language performance in children with specific language impairment: a 5-year follow-up. *Journal of Speech, Language, and Hearing Research 42,* 420–421

Filipek, P. A., Semrud-Clikeman, M., Steingard, R. J., Renshaw, P. F., Kennedy, D. N. & Biedermann, J. (1997) Volumetric analysis comparing attention-deficit hyperactivity disorder and normal controls. *Neurology 48*, 589–601

Fitch R. H., Miller S. & Tallal P. (1997) Neurobiology of speech perception. *Annual Review of Neuroscience 20*, 331–353

Flax, J., Realpe-Bonilla, T., Hirsch, L. S., Brzustowicz, L. B., Bartlett, C. W. & Tallal, P. (2003) Specific language impairment in families: evidence for co-occurence with reading impairments. *American Journal of Speech, Language, and Hearing Research 46*, 530–543

Fromm, W. & Schöler, H. (1997) *Arbeitsgedächtnis und Sprachlernen. Untersuchungen an sprachentwicklungsauffälligen und sprachunauffälligen Schulkindern* . Heidelberg: Pädagogische Hochschule, Erziehungs- und Sozialwisschenschaftliche Fakultät

Füssenich, I. & Gläß, B. (1985, Hg.) *Dysgrammatismus*. Heidelberg: HVA Edition Schindele

Gainetdinov, R. R., Wetsel, W. C., Jones, S. R., Levin, E. D., Jaber, M. & Caron, M. G. (1999) Role of serotonin in the paradoxical calming effect of psychostimulants on hyperactivity. *Science 15*, 397–401

Galaburda, A. M. (1993) Neuroanatomical basis of developmental dyslexia. *Neurologic Clinics 11*, 161–173

Galaburda, A. M., Sherman, G. F., Rosen, G. D., Aboitiz, F. & Geschwind, N. (1985) Developmental dyslexia: four consecutive cases with cortical anomalies. *Annals of Neurology 18*, 222–233

Gascon, G. G., Johnson, R. & Burd, L. (1986) Central auditory processing and attention deficit disorder. *Journal of Child Neurology 1*, 27–33

Gathercole, S. E. & Baddeley, A. D. (1990) Phonological memory deficits in language-disordered children: is there a causal connection? *Journal of Memory and Language 29*, 336–360

Gathercole, S. E. & Pickering, S. J. (2000) Working memory deficits in children with low achievements in the national curriculum at 7 years of age. *British Journal of Educational Psychology 70*, 177–194

Geffner, D. & Lucker, J. R. (1994) Assessment and management of central auditory processing disorders in attention deficit disordered children. *Advance for Speech-Language Pathologists and Audiologists 4*, 5–42

Geffner, D., Lucker, J. R. & Koch, W. (1996) Evaluation of auditory discrimination in children with ADD and without ADD. *Child Psychiatry and Human Development 26*, 169–179

162 AUFMERKSAMKEIT UND SPRACHE

Gillam, R. (1999) Treatment for temporal processing deficits: computer-assisted language intervention using Fast ForWord(R): theoretical and empirical considerations for clinical decision-making. *Language, Speech, and Hearing Services in Schools 30*, 363–370

Girardi, N. L., Shaywitz, S. E., Shaywitz, B. A., Marchione, K., Fleischman, S. J., Jones, T. W. & Tamborlane, W. V. (1995) Blunted catecholamine responses after glucose ingestion in children with attention deficit disorder. *Pediatric Research 38*, 539–542

Gonzalez, J. J. (1996) Anterior and posterior mechanism of attention in children with attention-deficit hyperactivity disorder. *Dissertation Abstracts International: Section B: The Sciences and Engineering 56 (8-B)*, 4629

Greenham, S. L. (1998) Attention-deficit hyperactivity disorder and event-related potentials: evidence for deficits in allocating attentional resources to relevant stimuli. *Child Neuropsychology 4*, 67–80

Griffith, E. M., Pennington, B. F., Wehner, E. & Rogers, S. (1999) Executive functions in young children with autism. *Child Development 70*, 817–832

Grimm, H. (1983) Kognitions- und interaktionspsychologische Aspekte der Entwicklungsdysphasie. *Sprache und Kognition 2*, 169–186

Grimm, H. (1993) Syntax und morphological difficulties in German-speaking children with specific language impairment (developmental dysphasia): implications for diagnosis and intervention. In: Grimm, H. & Skowronek, H. (eds.), 25–63

Grimm, H. (1995) Spezifische Störungen der Sprachentwicklung. In: Oerter, R. & Montada, L. (Hg.), 943–953

Grimm, H. (1999) *Störungen der Sprachentwicklung*. Göttingen: Hogrefe

Grimm, H. (2000) Entwicklungsdysphasie: Kinder mit spezifischer Sprachstörung. In: Grimm, H. (Hg.), 601–640

Grimm, H. (2000 Hg.) *Enzyklopädie der Psychologie. Bd. 3: Sprachentwicklung*. Göttingen: Hogrefe

Grimm, H. (2001) SETK-3-5. Sprachentwicklungstest für drei- bis fünfjährige Kinder (3;0-5;11). *Diagnose von Sprachverarbeitungsfähigkeiten und auditiven Gedächtnisleistungen*. Göttingen: Hogrefe

Grimm, H. (2003) *Störungen der Sprachentwicklung*. Göttingen: Hogrefe

Grimm, H. & Kaltenbacher, E. (1982) Die Dysphasie als noch wenig verstandene Entwicklungsstörung: Sprach- und kognitionspsychologische Überlegungen und erste empirische Ergebnisse. *Frühförderung interdisziplinär 1*, 97–112

Grimm, H. & Schöler, H. (1985) *Sprachentwicklungsdiagnostik. Was leistet der Heidelberger Sprachentwicklungstest?* Göttingen: Hogrefe

Grimm, H. & Schöler, H. (1991) *Heidelberger Sprachentwicklungstest (HSET).* 2. Auflage. Göttingen: Hogrefe

Grimm, H. & Skowronek, H. (1993 eds.) *Language acquisition problems and reading disorders: aspects of diagnosis and intervention.* Berlin: de Gruyter

Grissemann, H. (1980 Hg.) *ZLT Züricher Lesetest Förderdiagnostik bei gestörtem Schriftspracherwerb, Manual.* Bern: Hans Huber

Grohnfeldt, M. (2001, Hg.) *Lehrbuch der Sprachheilpädagogik und Logopädie. Bd. 2: Erscheinungsformen und Störungsbilder.* Stuttgart: W. Kohlhammer

Gross-Tsur, V., Shalev, R. S. & Amir, N. (1991) Attention deficit disorder: association with familial-genetic factors. *Pediatric Neurology 7,* 258–261

Grunwald, A. (1982) Ein neues Kategorisierungsmodell der Dysgrammatismen unter Berücksichtigung ätiologischer und psycholinguistischer Fragen. *Die Sprachheilarbeit 27,* 162–174

Günther, K. B. (1987) *Semantisch-syntaktische Relationen als sprachheilpädagogisch relevante linguistische Analysekategorie.* Hamburg: Wartenberg

Hahne, A. (1997) *Charakteristika syntaktischer und semantischer Prozesse bei der auditiven Sprachverarbeitung.* Leipzig: MPI

Hanna, G. L., Ornitz, E. M. & Hariharan, M. (1996) Urinary epinephrine excretion during intelligence testing in attention-deficit hyperactivity disorder and normal boys. *Biological Psychiatry 40,* 553–555

Häring, M., Schakib-Ekbatan, K. & Schöler, H. (1997) Zur Dignostik und Differentialdiagnostik von Sprachentwicklungsauffälligkeiten. *Die Sprachheilarbeit 42,* 221–229

Hartsough, C. S. & Lambert, N. M. (1985) Medical factors in hyperactive and normal children: prenatal, developmental, and health history findings. *American Journal of Orthopsychiatry 55,* 190–201

Hasselhorn, M. & Grube, D. (2003) Das Arbeitsgedächtnis: Funktionsweise, Entwicklung und Bedeutung für kognitive Leistungsstörungen. *Sprache-Stimme-Gehör 27,* 31–37

Hasselhorn, M. & Werner, I. (2000) Zur Bedeutung des phonologischen Arbeitsgedächtnisses für die Sprachentwicklung. In: Grimm, H. (Hg.), 363–378

Hay, G. (1985) Zum Einfluss von Präpositionalphrasen auf die Nachsprechleistung dysgrammatischer Kinder. In: Füssennich, I. & Gläß, B. (Hg.), 62–75

Haynes, C. & Naidoo, S. (1991) *Children with specific speech and language impairment.* London: Mac Keith Press

Hesse, M. M. (2001) Auditive Verarbeitungs- und Wahrnehmungsstörungen im Kindesalter. *HNO 8,* 593–597

Hewlett, N., Kelly, L. & Windsor, F. (in press, eds.) *Themes in clinical linguistics and phonetics.* Hillsdalle, New York: Erlbaum

Hinshaw, S. P. (1992) Externalizing behavior problems and academic underachievement in childhood and adolescence: causal relationship and underlying mechanisms. *Psychological Bulletin 111,* 127–155

Hoagwood, K., Kelleher, K. J., Feil, M. & Cromer, D. M. (2000) Treatment services from children with ADHD: a national perspective. *Journal of the Academy of Child and Adolescent Psychiatry 39,* 198–206

Holopainen, I. E., Korpilahti, P., Juottonen, K., Lang, H. & Sillanpaa, M. (1998) Abnormal frequency mismatch negativity in mentally retarded children and in children with developmental dysphasia. *Journal of Child Neurology 13,* 178–183

Holopainen, I. E., Korpilahti, P., Juottonen, K., Lang, H. & Sillanpaa, M. (1997) Attenuated auditory event-related potential (mismatch negativity) in children with developmental dysphasia. *Neuropediatrics 28,* 253–256

Homburg, G., Iven, C. & Maihack, V. (2002 Hg.) *Zentral-auditive Wahrnehmungsstörungen – therapierelevantes Phänomen oder Phantom? Eine interdisziplinäre Diskussion.* Tagungsbericht zum 3. Wissenschaftlichen Symposium des dbs e.V. am 18. und 19. Januar 2002 in Berlin. Köln: ProLog Therapie- und Lernmittel OHG

Houghton, S., Douglas, G., West, J., Whiting, K., Wall, M., Langsford, S., Powell, L. & Carroll, A. (1999) Differential patterns of executive function in children with attention-deficit/hyperactivity disorder according to gender and subtype. *Journal of Child Neurology 14,* 801–805

Humphreys, P., Kaufmann, W. E. & Galaburda, A. M. (1990) Developmental dyslexia in women: neuropathological findings in three patients. *Annals of Neurology 28,* 727–738

Hynd, G. W., Semrud-Clikeman, M., Lorys, A. R., Novey, E. S. & Eliopulos, D. (1990) Brain morphology in developmental dyslexia and attention deficit hyperactivity disorder. *Archives of Neurology 47,* 919–926

Hynd, G., Semrud-Clikeman, M., Lorys, A. R., Novey, E. S., Eliopulos, D. & Lyytinen, H. (1991) Corpus callosum morphology in attention deficit-hyperactivity disorder: morphometric analysis of MRI. *Journal of Learning Disabilities 24,* 141–146

Jackson, T. & Plante, E. (1996) Gyral morphology in the posterior sylvian region in families affected by developmental language disorder. *Neuropsychology Review 6*, 81–94

Janczyk, M., Schöler, H. & Grabowski, J. (2003) *Arbeitsgedächtnis und Aufmerksamkeit bei sprachentwicklungsgestörten und sprachunauffälligen Vorschulkindern.* Heidelberg: Pädagogische Hochschule, Institut für Sonderpädagogik, Abteilung der Psychologie in sondernpädagogischen Handlungsfeldern

Jernigan, T. L., Tallal, P. A. & Hesselink, J. R. (1987) Cerebral morphology on magnetic resonance imaging in developmental dysphasia. *Abstracts Society for Neuroscience 13*, 651

Jernigan, T., Hesselink, J. R., Sowell, E. & Tallal, P. (1991) Cerebral structure on magnetic resonance imaging in language- and learning-impaired children. *Archives of Neurology 48*, 539–545

Johnston, J. R. (1993) Definition and diagnosis of language development disorders. In: Blanken, G., Dittmann, J., Grimm, H., Marshall, J. C. & Wallesch, C. W. (eds.), 574–585

Johnston, J. R. (1994) Cognitive abilities of children with language impairment. In: Watkins, R. V. & Rice, M. L. (eds.), 107–121

Jonkman, L., Kemner, C., Verbaten, M. N., Koelega, H. S., Camfferman, G., Gaag van der, R. J., Buitelaar, J. & Engeland van, H. (1997a) Event-related potentials and performance of attention-deficit hyperactivity disorder: children and normal controls in auditory and visual selective attention task. *Biological Psychiatry 41*, 595–611

Jonkman, L., Kemner, C., Verbaten, M. N., Koelega, H. S., Camfferman, G., Gaag van der, R. J., Buitelaar, J. & Engeland van, H. (1997b) Effects of methylphenidate on event-related potentials and performance of attention-deficit hyperactivity disorder children in auditory and visual selective attention task. *Biological Psychiatry 41*, 690–702

Kaernbach, C., Schröger, E. & Müller, H. J. (2003 eds.) *Psychophysics beyond sensation: laws and invariants of human cognition.* Hillsdale, New York: Erlbaum

Kaltenbacher, E. & Kany, W. (1985) Kognitive Verarbeitungsstrategien und Syntaxerwerb bei dysphasischen und sprachunauffälligen Kindern. In: Füssenich, I. & Gläß, B. (Hg.), 180–219

Kamhi, A. G. (1998) Trying to make sense of developmental language disorders. *Language, Speech, and Hearing Services in Schools 29*, 35–44

Karnath, H. & Thier, P. (2003 Hg.) *Neuropsychologie.* Heidelberg: Springer Verlag

Kavanagh, J. F. & Stranga, W. (1978 eds.) *Speech and language in the laboratory, school, and clinic.* Cambridge: MIT Press

Kegel, G. (1990) Sprach- und Zeitverarbeitung bei sprachauffälligen und sprachunauffälligen Kindern. In: Kegel, G., Arnhold, T., Dahlmeier, K., Schmid, G. & Tischer, B. (Hg.), 229–255

Kegel, G., Arnhold, T., Dahlmeier, K., Schmid, G. & Tischer, B. (1990 Hg.) *Sprechwissenschaft und Psycholinguistik.* Bd. 4. Opladen: Westdeutscher Verlag

Kegel, G., Arnhold, T., Dahlmeier, K., Schmid, G. & Tischer, B. (1988 Hg.) *Sprechwissenschaft und Psycholinguistik.* Bd. 2. Opladen: Westdeutscher Verlag

Kegel, G., Arnold, T., Dahlmeier, K., Schmid, G. & Tischer, B. (1989 Hg.) *Sprechwissenschaft und Psycholinguistik.* Bd. 3. Opladen: Westdeutscher Verlag

Kegel, G., Dames, K. & Veit, S. (1988) Die zeitliche Organisation sprachlicher Strukturen als Sprachentwicklungsfaktor. In: Kegel, G., Arnhold, T., Dahlmeier, K., Schmid, G. & Tischer, B. (Hg.), 311–335

Keith, R. W. (1986) *SCAN: a screening test for auditory processing disorders.* San Antonio/TX: Psychological Corporation

Keith, R. W. (1994) *Auditory Continuous Performance Test (ACPT).* San Antonio/TX: Psychological Corporation

Keith, R. W. & Engineer, P. (1991) Effects of methylphenidate on the auditory processing abilities of children with attention deficit-hyperactivity disorder. *Journal of Learning Disabilities 24,* 630–640

Kekoni, J., Hamalainen, H., Saarinen, M., Grohn, J., Reinikainen, K., Lehtokoski, A. & Näätänen, R. (1997) Rate effect and mismatch responses in the somatosensory system: ERP-recordings in humans. *Biological Psychology 46,* 125–142

Kempton, S., Vance, A., Maruff, P., Luk, E., Costin, J. & Pantelis, C. (1999) Executive function and attention deficit hyperactivity disorder: stimulant medication and better executive function performance in children. *Psychological Medicine 29,* 527–538

Kilpeläinen, R., Partanen, J. & Karhu, J. (1999) Reduced mismatch negativity (MMN) suggests deficits in pre-attentive auditory processing in distractible children. *Neuroreport 10,* 3341–3345

Kim, O. H. (1999) Language characteristic and social skills of children with attention deficit hyperactivity disorder. *Dissertation Abstracts International*

Section A: Humanities and Social Sciences. Vol. 60 (5-A), US: Ubiv Microfilms International, 1513

Kim, O. H. & Kaiser, A. P. (2000) Language characteristics of children with ADHD. Communication Disorders Quartely 21, 154–165

Kinghts, R. & Bakker, D. (1980 eds.) Treatment of hyperactive and learning disordered children. Baltimore/MD: University Park Press

Klein, Ch. & von Stralendorff, I. (2002) Neuropsychologische Defizite bei ADS: Theorien und Ergebnisse. In: Myrtek, M. (Hg.), 277

Klocker, K. (2003) Erfassung von Aufmerksamkeitsstörungen bei hyperkinetischen Kindern. Dissertation. München: Ludwig-Maximilian-Universität

Knye, M., Roth, N., Westhus, W. & Heine, A. (1996) Continuous Performance Test CPT. Göttingen: Hogrefe

Kohls, G. & Zachau, S., Christmann, G., Fillippou, M., Jaremkiewicz, A., Maas, V., Hennighausen, K., Schecker, M. (2003) Neuropsychological approaches to language-specific automatic auditory processing. Proceedings of the 3rd International Conference on Mismatch Negativity, May 15–17, 2003. Lyon

Konradt, H. J., Grabowski, J. & Mangold-Allwin, R. (1994 Hg.) Sprache und Kognition. Heidelberg: Akademischer Verlag

Korpilahti, P. (1996) Electrophysiological correlates of auditory perception in normal and language impaired children. Turku: Painosalama Oy

Korpilahti, P. & Lang, A. H. (1994) Auditory ERP components and MMN in dysphasic children. Electroencephalography and Clinical Neurophysiology 91, 256 –264

Kovac, I., Garabedian, B., Souich, Ch. D. & Palmour, R. M. (2001) Attention deficit/hyperactivity in SLI children increases risk of speech/language disorders in first-degree relatives: a preliminary report. Journal of Communication Disorders 34, 339–354

Krause, J., Dresel, S., Krause, K. H., Kung, H. F. & Tatsch, K. (2000) Increased striatal dopamine transporter in adults patients with attention deficit hyperactivity disorder: effects of methylphenidate as measured by single photon emission computed tomography. Neuroscience Letters 285, 107–110

Krause, K. H., Dresel, S. & Krause, J. (2000) Neurobiologie der Aufmerksamkeitsdefizit-/Hyperaktivitätsstörung. Psycho 26, 199–208

Kühn-Inacker, H. & Weinmann, S. (2000) Training der Ordnungsschwelle – ein Ansatz zur Förderung der Sprachwahrnehmung bei Kindern mit einer zentralauditiven Verarbeitungsstörung (ZAVS). Sprache-Stimme-Gehör 24, 119–125

Kuntsi, J., Oosterlaan, J. & Stevenson, J. (2001) Psychological mechanism in hyperactivity: in response inhibition deficit, working memory impairment; delay aversion or something else? *Journal of Child Psychology and Psychiatry 42*, 199–210

Lange, E. B. (2005) *Der Fokuseffekt. Über die Ablenkung der Aufmerksamkeit durch irrelevante Reize.* Dissertation. Berlin: Technische Universität

Langley, K., Marshall, L., van den Bree, M., Hollie, T., Owen, M., O'Donovan, M. & Thapar, A. (2004) Association of the dopamine D4 receptor gene 7-repeat allele with neuropsychological test performance of children with ADHD. *American Journal of Psychiatry 161*, 133–138

Lehmkuhl, G., Döpfner, M., Plück, J., Brener, W., Fegert, J., Huss, M., Lenz, K., Schmeck, K., Lehmkuhl, U. & Poustka, F. (1998) Häufigkeit psychischer Auffälligkeiten und somatischer Beschwerden bis vier- bis zehnjährigen Kindern in Deutschland im Urteil der Eltern - ein Vergleich normorientierter und kinderorientierter Modelle. *Zeitschrift für Kinder- und Jugendpsychiatrie 26*, 83–96

Leonard, L. B. (1989) Language learnability and specific language impairment in children. *Applied Psycholinguistics 10*, 179–202

Leonard, L. B. (1991) Specific language impairment as a clinical category. *Language, Speech, and Hearing Services in Schools 22*, 66–68

Leonard, L. B. (1998) *Children with specific language impairment.* Cambridge: MIT Press

Leonard, L. B., McGregor, K. & Allen, G. (1992) Grammatical morphology and speech perception in children with specific language impairment. *Journal of Speech and Hearing Research 35*, 1076–1085

Linder, M. & Grissemann, H. (1980) Mottiertest – Zusatzverfahren zum Züricher Lesetest. In: Grissemann, H. (Hg.)

Lindner, K. & Penner, Z. (erscheint, eds.) *Language disorders. Linguistics special issue.*

Locke, J. L. (1997) A theory of neurolinguistic development. *Brain and Language 58*, 265–326

Loiselle, D., Stamm, J. S., Maitinsky, S. & Whipple, S. C. (1980) Evoked potentials and behavioral signs of attentive dysfunctions in hyperactive boys. *Psychophysiology 17*, 193–202

Lorch, E. P., Diener, M. B., Sanchez, R. P., Milich, R., Welsh, R. & v. den Broek, P. (1999) The effects of story structure on the recall of stories in children with attention deficit hyperactivity disorder. *Journal of Educational Psychology 91*, 273–283

Lorch, E. P., Milich, R., Sanchez, R. P., v. den Broek, P., Baer, S., Hooks, K., Hartung, C. & Welsh, R. (2000) Comprehension of televised stories in boys with attention deficit/hyperactivity disorder and nonreferred boys. *Journal of Abnormal Psychology 109*, 321–330

Lou, H. C., Henriksen, L. & Bruhn, P. (1984) Focal cerebral hypoperfusion in children with dysphasia and/or attention deficit disorder. *Archives of Neurology 41*, 825–829

Lou, H. C., Henriksen, L. & Bruhn, P. (1990) Focal cerebral dysfunction in developmental learning disabilities. *The Lancet 335*, 8–10

Lou, H. C., Henriksen, L., Bruhn, P., Borner, H. & Nielsen, J. B. (1989) Striatal dysfunction in attention deficit and hyperkinetic disorder. *Archives of Neurology 46*, 48–52

Love, A. J. & Thompson, M. G. (1988) Language disorders and attention deficits disorders in young children referred for psychiatric services: analysis of prevalence and a conceptual synthesis. *American Journal of Orthopsychiatry 58*, 52–64

Lovejoy, D. W., Ball, J. D., Keats, M., Stutts, M. L., Spain, E. H., Janda, L. & Janusz, J. (1999) Neuropsychological performance of adults with attention deficit hyperactivity disorder (ADHD): diagnostic estimates for measures of frontal lobe/executive functioning. *Journal of the International Neuropsychological Society 5*, 222–233

Lowe, A. D. & Campbell, R. A. (1965) Temporal discrimination in aphasoid and normal children. *Journal of Speech and Hearing Research 8*, 313–314

Ludlow, C., Repoport, J., Basich, C. & Mikkelsen, E. (1980) Differential effects of dyxtroamphetamine on language performance in hyperactive and normal boys. In: Kinghts, R. & Bakker, D. (eds.), 185–205

Madan-Swain, A. J. & Zentall, S. S. (1988) Behavioral comparisons of accepted and rejected hyperactive children and behavioral accommodations by their matched controls in play settings. *Journal of Consulting and Clinical Psychology 58*, 197–209

Manor, O., Shalev, R. S., Joseph, A. & Gross-Tsur, V. (2001) Arithmethic skills in kindergarten children with developmental language disorders. *European Journal of Paediatric Neurology 5*, 71–77

Martinus, J. & Amorosa, H. (1994 Hg.) *Teilleistungsstörungen*. München: Quintessenz

Mash, E. J. & Johnston, C. (1983) Sibling interactions of hyperactive and normal children and their relationship to reports of maternal stress and self-esteem. *Journal of Clinical Child Psychology 12*, 91–99

McArthur, B. & Bishop, D. (2004a) Which people with specific language impairment have auditory processing deficits? *Cognitive Neuropsychology 21*, 79–94

McArthur, B. & Bishop, D. (2004b) Frequency discrimination deficits in people with specific language impairment: reliability, validity, and linguistic correlates. *Journal of Speech and Hearing Research 47*, 527–541

McArthur, G. M., Hogben, J. H., Edwards, V. T., Heath, S. M. & Mengler, E. D. (2000) On the "specifics" of specific reading disability and specific language impairment. *Journal of Child Psychology and Psychiary 41*, 869–874

McGee, R., Feehan, M., Wiliams, S. & Anderson, J. (1992) DSM-III from age 11 to 15 years. *Journal of the American Academy of Child and Adolescent Psychiatry 31*, 50–51

McWhinney, B. (1978) The acquisition of morphophonology. *Monographs of the Society for Research in Child Development, 43 (174)*

Mehler, J. E., Walker, E. T. C. & Garrett, M. (1982 eds.) *Perspectives on mental representation.* New Jork, Hillsdale: Erlbaum

Meister, H., Klüser, H., Dück, M., Walger, M. & Wedel, H. V. (1998) Adaptive Verfahren zur Messung der Ordnungsschwelle. *Zeitschrift für Audiologie 2*, 110–120

Melchers, P. & Preuß, U. (1991) *K-ABC/Kaufman-Assessment Battery for Children.* Amsterdam: Swets & Zeitlinger

Merzenich, M. M., Jenkins, W. J., Johnston, P., Schreiner, C., Miller, S. L. & Tallal, P. (1996) Temporal processing deficits of language-learning impaired children ameliorated by training. *Science 271*, 77–81

Ministerium für Arbeit, Gesundheit und Soziales des Landes NRW (1998) *Kinder und Medikamente – Untersuchung über den Medikamentengebrauch von Schulkindern.* Düsseldorf: Presse- und Informationsamt der Landesregierung Nordrhein-Westfalen

Miyake, A. & Shah, P. (1999 eds.) *Models of working memory: mechanism of active maintenance and executive control.* UK: Cambridge University Press

Moffitt, T. E. (1990) Juvenile delinquency and attention deficit disorder: boys' developmental trajectories from age 3 to age 15. *Child Development 61*, 893–910

Mokler, A. (2001) *Okulomotorik bei aufmerksamkeitsgestörten/hyperaktiven Kindern – nützt bei ADHD ein Training der Blicksteuerung generell oder mit medikamentöser Unterstützung?* Dissertation. Freiburg i. Br.: Institut für Biologie III

Montgomery, J. (1995) Examination of phonological working memory in specifically language impaired children. *Applied Psycholinguistics 16*, 355–378

Morehead, D. M. & Ingram, D. (1973) The development of base syntax in normal and linguistically deviant children. *Journal of Speech and Hearing Research 16*, 330–345

Murphy, K. R., Barkley, R. A. & Bush, T. (2001) Executive functioning and olfactory identification in young adults with attention deficit-hyperactivity disorder. *Neuropsychology 15*, 211–220

Müsseler, J. & Prinz, W. (2002 Hg.) *Allgemeine Psychologie*. Heidelberg, Berlin: Spektrum Akademischer Verlag

Myrtek, M. (2002 Hg.) *Die Person im biologischen und sozialen Kontext*. Göttingen, Bern: Hogrefe

Näätänen, R. (1990) The role of attention in auditory inforamtion processing as revealed by event-related potentials and other brain measures of cognitive function. *Behavioral and Brain Sciences 13*, 201–288

Näätänen, R. (1992) *Attention and brain function*. Hillsdale, New York: Erlbaum

Näätänen, R. (1995) The mismatch negativity: a powerful tool for cognitive neuroscience. *Ear and Hearing 16*, 6–18

Näätänen, R. & Picton, T. W. (1987) The N1 wave of the human electric and magnetic response sound: a review and an analysis of the component structure. *Psychophysiology 24*, 375–425

Näätänen, R., Alho, K. & Schröger, E. (2002) Electrophysiology of attention. In: Pashler, H. & Wixted, J. (eds.), 601–653

Näätänen, R., Gaillard, A. W. & Mäntysalo, S. (1978) Early selective attention effect on evoked potential reinterpreted. *Acta Psychologia 42*, 313–329

Näätänen, R., Paavilainen, P., Alho, K., Reinikainen, K. & Sams, M. (1989) Do event-related potentials reveal the mechanism of the auditory sensory memory in the human brain? *Neuroscience Letters 89*, 217–221

Näätänen, R., Sams, M., Järvilehto, T. & Soininen, K. (1983) Probability of deviant stimulus and event-related brain potentials. In: Sinz, R. & Rosenzweig, M. R. (eds.), 397–405

Näätänen, R., Simpson, M. & Loveless, N. E. (1982) Stimulus deviance and evoked potentials. *Biological Psychology 14*, 53–98

National Health and Medical Research Council (1996) *Attention deficit hyperactivity disorder (ADHD) (draft consultation document)*. Canberra: National Health and Medical Research Council

National Institute of Health (2000) National Institute of Health consensus development conference statement: diagnosis and treatment of ADHD. *Journal of the American Academy of Child and Adolescent Psychiatry 39*, 182–193

Neumann, O. & Sanders, A. F. (1996 Hg.) *Aufmerksamkeit.* (Enzyklopädie der Psychologie, Themenbereich C, Theorie und Forschung, Serie II, Kognition), Bd. 2. Göttingen: Hogrefe

Neville, H. J., Coffey, S. A., Holcomb, P. J. & Tallal, P. (1993) The neurobiology of sensory and language processing in language-impaired children. *Journal of Cognitive Neuroscience 5*, 235–253

Nickisch, A. (1999) Ordnungsschwellenwerte im Vor- und Grundschulalter. *Sprache-Stimme-Gehör 22*, 63–70

Niemeyer, W. (1999) *BLDT - Bremer Hilfen bei Lese-Rechtschreibschwäche (LRS) II: Lehrerband mit diagnostischen Verfahren, didaktisch-methodischen Kommentaren und mündlichen Übungsaufgaben.* Bochum: Winkler Verlag

Nigg, J. T. (2001) Is ADHD an inhibitory disorder? *Psychological Bulletin 127*, 571–598

NIH Consensus Development Panel (2000) National Institutes of Health Consensus Development Conference statement: diagnosis and treatment of attention-deficit/hyperactivity disorder (ADHD). *Journal of the American Academy of Child and Adolescent Psychiatry 39*, 182–193

Noterdaeme, M. (2001) Bedeutung genetischer, biologischer und psychosozialer Risiken. In: von Suchodoletz, W. (Hg.), 148–159

Noterdaeme, M. & Amorosa, H. (1999) *Evaluation of emotional and behavioral problems in language impaired children.* Kiel: Steinkopf Verlag

Oades, R. D. (1987) Attention deficit disorder with hyperacticvity (ADHD): the contribution of catecholaminergic activity. *Progress in Neurobiology 29*, 365–391

Oades, R. D., Dittmann-Balcar, A., Schepker, R., Eggers, C. & Zerbin, D. (1996) Auditory event-related potentials (ERPs) and mismatch negativity (MMN) in healthy children and those with attention-deficit or tourette/tic symptoms. *Biological Psychology 43*, 163–185

Oerter, R. & Montada, L. (1995 Hg.) *Entwicklungspsychologie.* Weinheim: Psychologie Verlags Union

Oetting, J. B. & Rice, M. L. (1993) Plural acquisition in children with specific language impairment. *Journal of Speech and Hearing Research 36*, 1236–1248

Olah, A. E. (1998) *Neurolinguistische Aspekte der dysgrammtischen Sprachstörung bei Kindern.* Tübingen: Gunter Narr Verlag

Oram, J., Fine, J., Okamoto, C. & Tannock, R. (1999) Assessing the language of children with attention deficit hyperactivity disorder. *American Journal of Speech Language Pathology 8*, 72–80

Ornoy, A., Uriel, L. & Tennbaum, A. (1993) Inattention and speech delay at 2–4 years of age as a predictor for ADD-ADHD syndrome. *Israel Journal of Psychiatry and Related Sciences 30*, 155–163

Paavilainen, P., Alho, K., Reinkainen, K., Sams, M. & Näätänen, R. (1991) Right hemisphere dominance of different mismatch negativities. *Electroencephalography and Clinical Neurophysiology 78*, 466–479

Pashler, H. & Wixted, J. (2002 eds.) *Steven's handbook of experimental psychology, (3rd ed.): Volume 4: Methodology in experimental psychology.* New York: Wiley

Passolt, M. (1993, Hg.) *Hyperaktive Kinder: psychomotorische Therapie.* München: Ernst Reinhardt Verlag

Penner, Z. (2002) Plädoyer für präventive Frühintervention bei Kindern mit Spracherwerbsstörungen. In: von Suchodoletz, W. (Hg.), 106–142

Penner, Z., Friederici, A. & Weissenborn, J. (2003) Sprachentwicklung. In: Karnath, H. & Thier, P. (Hg.), 677–684

Penner, Z., Schulz, P. & Wymann, K. (erscheint) Learning the meaning of verbs. What distinguishes language impaired from normally developing children? In: Lindner, K. & Penner, Z. (eds.)

Pennington, B. F. & Ozonoff, S. (1996) Executive functions and developmental psychopathology. *Journal of Child Psychology and Psychiatry 37*, 51–87

Perkins, M. & Howard, S. (2000 eds.) *New directions in language development and disorders.* New York: Kluwer Academic/Plenum Publishers

Petermann, F. (2000 Hg.) *Lehrbuch der klinischen Kinderpsychologie.* 4. Auflage. Göttingen: Hogrefe

Pineda, D., Ardila, A. & Rosseli, M. (1999) Neuropsychological and behavioral assessment of ADHD in seven- to twelve-year-old children: a discriminant analyses. *Journal of Learning Disabilities 32*, 159–173

Pineda, D., Ardila, A., Rosseli, M., Cadavid, C., Mancheno, S. & Mejia, S. (1998) Executive dysfunctions in children with attention deficit hyperactivity disorder. *International Journal of Neuroscience 96*, 177–196

Plante, E., Swisher, L., Vance, R. & Rapcsak, S. (1991) MRI findings in boys with specific language impairment. *Brain and Language 41*, 52–66

Pliszka, S. R., McCracken, J. T. & Mass, J. W. (1996) Catecholamines in attention-deficit hyperactivity disorder: current perspetives. *Journal of the American Academy of Child and Adolescent Psychiatry 35*, 264–272

Prutting, C. A. & Kirchner, D. M. (1987) A clinical appraisal of the pragmatic
aspects of language. *Journal of Speech and Hearing Disorders 52*, 105–119

Purvis, K. L. & Tannock, R. (1997) Language abilities in children with attention deficit hyperacticity disorder, reading disabilities, and normal controls.
Journal of Abnormal Child Psychology 25, 133–144

Quay, H. C. & Hogan, A. E. (1999 eds.) *Handbook of disruptive behaviour
disorders*. New York: Kluwer/Plenum

Rau, B. (2002) *Zusammenhänge zwischen Sprache, phonologischem Gedächtnis und Vorläuferfähigkeiten für den Schriftspracherwerb: Eine vergleichende Untersuchung von sprachunauffälligen und entwicklungsdysphasischen Vorschulkindern.* Diplomarbeit. Bielefeld: Universität Bielefeld

Reisch, S. (1998) *Hyperkinetische Kinder – motorische Koordinationsleistun-
gen, Selbstwertgefühl und Konzentration.* Diplomarbeit. Osnabrück: Lehrein-
heit Psychologie

Remschmidt, H., Schmidt, M. & Poustka, F. (2001) *Multiaxiales Klassifikati-
onsschema für psychische Störungen des Kindes- und Jugendalters nach ICD-
10 der WHO mit einem synoptischen Vergleich von ICD-10 mit DSM-IV.* 4.,
vollständig überarbeitete und erweiterte Auflage. Bern: Hans Huber

Rescorla, L. (2000) Do late talking toddlers turn out to have reading difficulties
a decade later? *Annals of Dyslexia 50*, 87–102

Rinne, T. (2001) *Human cortical functions in auditory change detection eva-
luated with multiple brain research methods.* Academic Dissertation. Helsinki:
Cognitive Brain Research Unit, Department of Psychology

Rosenberg, P. B. & Hier, D. B. (1980) Cerebral asymmetry and verbal intel-
lectual deficits. *Annals of Neurology 8*, 300–304

Rösler, F. (1982) *Hirnelektrische Korrelate kognitiver Prozesse.* Springer:
Berlin

Rösler, F. (1998 Hg.) *Ergebnisse und Anwendungen der Psychophysiologie.
Enzyklopädie der Psychologie, Serie I: Biologische Psychologie, Bd. 5.* Göttingen: Hogrefe

Rösler, F. & Heil, M. (1998) Kognitive Psychophysiologie. In: Rösler, F. (Hg.),
165–224

Rotherberger, A. (1995) Electrical brain activity in children with hyperkinetic
syndrome: evidence of frontal cortical dysfunction. In: Sergeant, J. (ed.), 255–
270

Rotherberger, A., Banaschewski, T., Heinrich, H., Moll, G., Schmidt, M. & van´t Klooster, B. (2000) Comorbidity in ADHD-children: effects of coexisting conduct disorder or tic disorder on event related-potentials in an auditory selctive attention task. *European Archives of Psychiatry and Clinical Neuroscience 250*, 101–110

Routh, D. K. (1994 ed.) *Disruptive behavior disorders. Essays in honor of Herbert Quay.* New York: Plenum

Rugg, M. D. & Coles, M. G. H. (1995, eds.) *Electrophysiology of mind: event-related brain potentials and cognition.* New York: Oxford University Press

Saß, H., Wittchen, H. U. & Zaudig, M. (1996) *Diagnostisches und statistisches Manual psychischer Störungen, DSM-IV, übersetzt nach der 4. Auflage des "Diagnostic and statistical manual of mental disorders" der American Psychiatric Association.* Göttingen: Hogrefe

Satterfield, H. J., Schell, A. M. & Nicholas, T. (1994) Preferential neural processing of attended stimuli in attention-deficit hyperactivity disorder and normal boys. *Psychophysiology 31*, 1–10

Satterfield, H. J., Schell, A. M., Nicholas, T. W. & Backs, R. W. (1988) Topographic study of auditory event-related potentials in normal boys and boys with attention deficit disorder with hyperactivity. *Psychophysiology 25*, 591–606

Satterfield, H. J., Schell, A. M., Nicholas, T. W., Satterfield, B. T. & Freese, T. E. (1990) Ontogeny of selective attention effects on event-related potentials in attention-deficit hyperactivity disorder and normal boys. *Biological Psychiatry 28*, 879–903

Scahill, L. & Schwab-Stone, M. (2000) Epidemiology of ADHD in school-age children. *Child and Adolescent Psychiatric Clinics of North America 9*, 514–555

Schachar, R., Mota, V. L., Logan, G. D., Tannock, R. & Klim, P. (2000) Confirmation of inhibitory control deficit in attention-deficit/hyperactivity disorder. *Journal of Abnormal Child Psychology 28*, 227–235

Schachar, R., Tannock, R. & Logan, G. (1993) Inhibitory control, impulsiveness, and attention deficit hyperactivity disorder. *Clinical Psychology Review 13*, 721–739

Schecker, M., Hennighausen, K., Christmann, G., Kohls, G., Maas, V., Rinker, T. & Zachau, S. (im Druck) Spezifische Sprachentwicklungsstörungen. In: Schöler, H. & Welling, A. (Hg.)

Schmidt, M. & Drömann, S. (1986, Hg.) *Langzeitverlauf kinder- und jugendpsychiatrischer Erkrankungen.* Stuttgart: Enke Verlag

Schmidt, M. H., Esser, G. & Moll, G. H. (1991) Der Verlauf hyperkinetischer Syndrome in klinischen und Feldstichproben. *Zeitschrift für Kinder- und Jugendpsychiatrie 19*, 240–247

Schöler H. & Linder, K. (1990) Zum Lernen morphologischer Strukturen. *Der Deutschunterricht 42*, 60–78

Schöler, H. (1994) „Gib mal dem weißen Ratzefummel". Überlegungen zur Störung der Sprachproduktion am Phänomen der Spezifischen Sprachentwicklungsstörung. In: Konradt, H. J., Grabowski, J. & Mangold-Allwin, R. (Hg.), 275–290

Schöler, H. (2004) *Problemfall Sprache. Anmerkungen zu einem Tagesthema.* Heidelberg: Pädagogische Hochschule

Schöler, H. & Kany, W. (1989) Lernprozesse beim Erwerb von Flexionsmorphemen: Ein Vergleich sprachbehinderter mit sprachunauffälligen Kindern am Beispiel der Pluralmarkierung. In: Kegel, G., Arnold, T., Dahlmeier, K., Schmid, G. & Tischer, B. (Hg.), 123–175

Schöler, H. & Schakib-Ekbatan, K. (1998) Florian, Tobias, Larissa, Andreas und Michael – Einzelfallanalysen. In: Schöler, H., Fromm,W. & Kany, W. (Hg.), 223–244

Schöler, H. & Schakib-Ekbatan, K. (2001) Sprachentwicklungsstörungen und Verarbeitungs- bzw. Lernstörungen. In: Grohnfeldt, M. (Hg.), 88–101

Schöler, H. & Welling, A. (im Druck, Hg.) *Handbuch der Pädagogik und Psychologie bei Behinderungen. Bd. 3: Förderschwerpunkt Sprache.* Göttingen: Hogrefe

Schöler, H., Braun, L. & Keilmann, A. (2003) *Intelligenz. Ein relevantes differenzdiagnostisches Merkmal bei Sprachentwicklungsstörungen?* Heidelberg: Pädagogische Hochschule

Schöler, H., Fromm, W. & Kany, W. (1998, Hg.) *Spezifische Sprachentwicklungsstörung und Sprachlernen. Erscheinungsbild, Verlauf, Folgerungen für Diagnostik und Therapie.* Heidelberg: Universitätsverlag C. Winter

Schöler, H., Häring, M. & Schakib-Ekbatan, K. (1996) *Zur Diagnostik bei Sprachentwicklungsauffälligkeiten. Ergebnisse einer Fragebogenerhebung.* Heidelberg: Pädagogische Hochschule, Sonderpädagogische Fakultät

Schröger, E., Kaernbach, C. & Schönwiesner, M. (2002) Auditive Wahrnehmung und multisensorische Verarbeitung. In: Müsseler, J. & Prinz, W. (Hg.), 66–117

Schröger, E., Tervaniemi, M. & Huotilainen, M. (2003) Bottom-up and top-down flows of information within auditory memory: electrophysiological evidence. In: Kaernbach, C., Schröger, E. & Müller, H. J. (eds.), 391–410

Schulte-Körne, G., Deimel, W., Bartling, J. & Remschmidt, H. (1998) Auditory processing and dyslexia: evidence for a specific speech processing deficit? *Neuroreport 9*, 337–340

Schulte-Körne, G., Deimel, W., Bartling, J. & Remschmidt, H. (2001) Speech perception deficit in dyslexic adults as measured by mismatch negativity (MMN). *International Journal of Psychophysiology 40*, 77–87

Schulz, P., Penner, Z. & Wymann, K. (in press) Comprehension of resultative verbs in normally developing and language impaired children. In: Hewlett, N., Kelly, L. & Windsor, F. (eds.)

Schulz, P., Wymann, K. & Penner, Z. (2001) The acquisition of event structure in normally developing and language impaired children. *Brain and Language 77*, 407–418

Sean, M. R. (2004) Conversational profiles of children with ADHD, SLI and typical development. *Clinical Linguistics and Phonetics 18*, 107–125

Segalowitz, S, J. & Rapin, I. (2003 eds.) *Handbook of neuropsychology. 2nd edition, Vol. 8, Part 2: Child neuropsychology.* Amsterdam: Elsevier Science B. V.

Semrud-Clikeman, M., Filipek, P. A., Biederman, J., Steingard, R., Kennedy, D., Renshaw, P. & Bekken, K. (1994) Attention-deficit hyperactivity disorder: magnetic resonance imaging morphometric analysis of the corpus callosum. *Journal of American Academy of Child and Adolescent Psychiatry 33*, 875–881

Sergeant, J. (1995 ed.) *European approaches to hyperkinetic disorder.* Zürich: Trümpi

Sergeant, J. A., Oosterlaan, J. & van der Meere J. J. (1999) Information processing and energetic factors in attention-deficit/hyperactivity disorder. In: Quay, H.C. & Hogan, A.E. (eds.), 75–104

Sieg, K. G., Gaffney, G. R., Preston, D. F. & Hellings, J. A. (1995) SPECT brain imaging abnormalities in attention deficit hyperactive disorder. *Clinical Nuclear Medicine 20*, 55–60

Siegel, L. S. & Ryan, E. B. (1989) The development of working memory in normally achieving and subtypes of learning disabled children. *Child Development 60*, 973–980

Sinz, R. & Rosenzweig, M. R. (1983 eds.) *Psychophysiology.* Amsterdam: Elsevier

Spallek, R. (2001) *Aufmerksamkeits-Defizit-Syndrom. Ein kurzer Leitfaden zur Diagnostik und Therapie.* Düsseldorf: Walter Verlag

Spivak, B., Vered, Y., Yoran-Hegesh, R., Averbuch, E., Mester, R., Graf, E. & Weizman, A. (1999) Circulatory levels of catecholamines, serotonin and lipids in attention deficit hyperactivity disorder. *Acta Psychiatrica Scandinavica 99*, 300–304

Spohn, S., Spohn, B. & Schöler, H. (1998) *Spezifische Sprachentwicklungsstörung: Prozess- oder Strukturdefizit der phonologischen Schleife?* Heidelberg: Pädagogische Hochschule, Erziehungs- und Sozialwissenschaftliche Fakultät

Stanovitch, K. E. (1986) Cognitive processes and the reading problems of learning-disabled children: evaluating the assumption of specificity. In: Torgesen, J. K. & Wong, B. Y. L. (eds.), 87–131

Stark, R. E. & Tallal, P. (1981) Selection of children with specific language deficits. *Journal of Speech and Hearing Disorders 46*, 114–122

Stefanatos, G. A., Green, G. G. & Ratcliff, G. G. (1989) Neurophysiological evidence of auditory channel anomalies in developmental dysphasia. *Archives of Neurology 46*, 871–5

Steinhausen, H. C. (1995) Verlauf hyperkinetischer Störungen. In: Steinhausen, H. C. (Hg.), 225–236

Steinhausen, H. C. (1995 Hg.) *Hyperkinetische Störungen im Kindes- und Jugendalter.* Stuttgart: W. Kohlhammer

Steinhausen, H. C. (2000) *Hyperkinetische Störungen bei Kindern, Jugendlichen und Erwachsenen.* 2., überarbeitete und erweiterte Auflage. Stuttgart: W. Kohlhammer

Steinhausen, H. C. (2002) *Psychische Störungen bei Kindern und Jugendlichen: Lehrbuch der Kinder- und Jugendpsychiatrie.* München: Urban & Fischer

Studdert-Kennedy, M. & Mody, M. (1995) Auditory temporal perception deficits in the reading-impaired: a critical review of the evidence. *Psychonomic Bulletin and Review. 2*, 508–514

Sussman, E., Winkler, I. & Huotilainen, M. (2002) Top-down effects can modify the initially stimulus-driven auditory organization. *Cognitive Brain Research 13*, 393–405

Swanson, J. M., Wigal, S., Greenhill, L. L., et al. (1998) Analog classroom assessment of adderall in children with ADHD. *Journal of the American Academy of Child and Adolescent Psychiatry 37*, 519–526

Swinney, D. (1981) The process of language comprehension; an approach to examining issues in cognition and language. *Cognition 10*, 307–312

Swinney, D. (1982) The structure and time-course of information interaction during speech comprehension: lexical segmentation, access, and interpretation. In: Mehler, J. E., Walker, E. T. C. & Garrett, M. (eds.), 151–168

Tallal, P. (1980) Auditory temporal perception, phonics, and reading disabilities in children. Brain and Language 9, 182–198

Tallal, P. (2000) Experimental studies of language learning impairments: from research to remediation. In: Bishop, D. V. M. & Leonard, L. B. (eds.), 131–155

Tallal, P. & Merzenich, M. M. (1997) Temporal training for children with language-learning impairments: national clinical trial results. Paper presented at the Meeting of ASHA. Boston/MA

Tallal, P. & Piercy, M. (1973a) Defect of non-verbal auditory perception in children with developmental dysphasia. Nature 241, 468–469

Tallal, P. & Piercy, M. (1973b) Developmental aphasia: impaired rate of non-verbal processing as a function of sensory modality. Neuropsychologia 11, 389–398

Tallal, P. & Piercy, M. (1974) Developmental aphasia: rate of auditory processing and selective impairment of consonant perception. Neuropsychologia 12, 83–93

Tallal, P. & Piercy, M. (1975) Developmental aphasia: the perception of brief vowels and extended stop consonants. Neuropsychologia 13, 66–74

Tallal, P., Hirsch, L. S., Realpe-Bonilla, T., Miller, S., Brzustowicz, L. M., Bartlett, Ch. & Flax, J. F. (2001) Familial aggregation in speech language impairment. Journal of Speech, Language, and Hearing Research 44, 1172–1182

Tallal, P., Merzenich, M. & Jenkins, W. (1998) Language learning impairment: integrating research and remediation. Scandinavian Journal of Psychology 39, 197–199

Tallal, P., Merzenich, M., Miller, S. & Jenkins, W. (1998) Language learning impairments: integrating basic science, technology and remediation. Experimental Brain Research 123, 210–219

Tallal, P., Miller, S., Bedi, G., Byma, G. et al. (1996) Language comprehension in language-learning impaired children improved with acoustically modifed speech. Science 271 (5245), 81–84

Tannock, R. (1998) Attention deficit hyperactivity disorder: advances in cognitive, neurobiological and genetic research. Journal of Child Psychology and Psychiary 39, 65–100

Tannock, R. (2003) Neuropsychology of attention disorders. In: Segalowitz, S. & Rapin, I. (eds.), 753–784

Tannock, R. & Schachar, R. (1996) Executive dysfunction as an underlying mechanism of behavior and language problems in attention deficit hyperactivity disorder. In: Beitchman, J. H., Cohen, N. J., Konstantareas, M. M. & Tannock, R. (eds.), 128–155

Tannock, R., Ickowicz, A., Oram, J. & Fine, J. (1995) *Language impairment and audiological status in ADHD: preliminary results.* Posterpresentation at the Annual Child Psychiarty Day, The Hospital for Sick Children. Toronto

Tannock, R., Purvis, K. L. & Schachar, R. (1993) Narrative abilities in children with attention deficit hyperactivity disorder and normal peers. *Journal of Experimental Child Psychology 21,* 103–117

Taylor, E. (1996) *Discussion of current theories of ADHD. Paper presented at annual meeting of the International Society for Research in Child and Adolescent Psychpathology.* Los Angeles/CA

Tervaniemi, M. & Escera, C. (1998 eds.) *Abstract of the First International Workshop on MMN and its Clinical Applications.* Helsinki: University of Helsinki

Thorley, G. (1984) Hyperkinetic syndrome of childhood: clinical characteristics. *British Journal of Psychiatry 144,* 16–24

Tirosh, E. & Cohen, A. (1998) Language deficit with attention-hyperactivity disorder: a prevalent comorbidity. *Journal of Child Neurology 13,* 493–497

Tomblin, J. B. (1996a) *The big picture of SLI: results of an epidemiologic study of SLI among kindergarten children. Presented at Symposium on Research in Child Language Disorders.* Madison: University of Wisconsin

Tomblin, J. B., Abbas, P. J., Records, N. L. & Brenneman, L. M. (1995) Auditory evoked responses to frequency-modulated tones in children with specific language impairment. *Journal of Speech and Hearing Research 38,* 387

Tomblin, J. B., Smith, E. & Zhang, X. (1997) Epidemiology of specific language impairment: prenatal and perinatal risk factors. *Journal of Communication Disorders 30 ,* 325–344

Torgesen, J. K. & Wong, B. Y. L. (1986 eds.) *Psychological and educational perspectives on learning disabilities.* New York: Academic Press

Trauner, D., Wulfeck, B., Tallal, P. & Hesselink, J. (2000) Neurological and MRI profiles of children with developmental language impairment. *Developmental Medicine and Child Neurology 42,* 470–475

Trautman, R. C., Giddan, J. J. & Jurs, S. (1990) Language risk factor in emotionally disturbed children within a school and day treatment program. *Journal of Childhood Communication Disorders 13,* 123–133

Trumpp, Ch. & Krauß-Trumpp, K. (2000) Dysgrammatismus und linguistische Erklärungsansätze. *Neurolinguistik 14*, 7–43

Tuchmann, R. F., Rapin, I. & Shinnar, S. (1991) Autistic and dysphasic children. Clinical characteristic. *Pediatrics 88*, 1211–1218

Tzourio, N., Heim, A., Zilbovicius, M., Gerard, C. & Mazoyer, B. M. (1994) Abnormal regional CBF response in left hemisphere of dysphasic children during a language task. *Pediatric Neurology 10*, 20–26

Uwer, R. (2000) *Elektrophysiologische Korrelate der auditiven Wahrnehmung bei sprachentwicklungsgestörten Kindern*. München: Dissertationsverlag NG Kopierladen

Uwer, R., Albrecht, R. & von Suchodoletz, W. (in preparation) *Impaired processing of speech stimuli in dyslexic children*.

van der Lely, H. K. J. & Howard, D. (1993) Children with specific language impairment: linguistic impairment or short-term memory deficit? *Journal of Speech and Hearing Research 36*, 1193–1207

Vargha-Khadem, F., Watkins, K., Alcock, K., Fletcher, P. & Passingham, R. (1995) Praxic and nonverbal cognitive deficits in a large family with a genetically transmitted speech and language disorder. *Proceedings of the National Academy of Sciences 92*, 930–933

Veale, T. (1999) Targeting temporal processing deficit through Fast ForWord(R): language therapy with a new twist. *Language, Speech, and Hearing Services in Schools 30*, 353–362

Veit, S. E. (1992) *Sprachentwicklung. Sprachauffälligkeiten und Zeitverarbeitung. Eine Longitudinalstudie*. Dissertation. München: Ludwig-Maximilians-Universität

von Kolk, H. J. & van Grunsven, M. (1985) Agrammatism as a variable phenomenon. *Cognitive Neuropsychology 2*, 347–384

von Suchodoletz, W. (2001) Hirnorganische Repräsentation von Sprache und Sprachentwicklungsstörungen. In: von Suchodoletz, W. (Hg.), 27–69

von Suchodoletz, W. (2001, Hg.) *Sprachentwicklungsstörung und Gehirn. Neurobiologische Grundlagen von Sprache und Sprachentwicklungsstörungen*. Stuttgart: W. Kohlhammer

von Suchodoletz, W. (2002, Hg.) *Therapie von Sprachentwicklungsstörungen*. Stuttgart: W. Kohlhammer

von Suchodoletz, W. & Alberti, A. (2002) Empirische Untersuchung zur klinischen Relevanz auditiver Wahrnehmungsstörungen. In: Homburg, G., Iven, C. & Maihack, V. (Hg.), 22–43 von Suchodoletz, W. & Kleiner, T. (1998) Psychiatrische Aspekte bei sprach-gestörten Kindern. *Pädiatrische Praxis 54*, 395–402

Walker, A. J., Shores, E. A., Trollor, J. N., Lee, T. & Sachdev, P. S. (2000) Neuropsychological functioning of adults with attention deficit hyperactivity disorder. *Journal of Clinical and Experimental Neuropsychology 22*, 115–124

Watkins, R. V. (1994) Grammatical challenges for children with specific language impairments. In: Watkins, R. V. & Rice, M. L. (eds.), 53–68

Watkins, R. V. & Rice, M. L. (1991) Verb particle and preposition acquisition in language impaired preschoolers. *Journal of Speech and Hearing Research 34*, 1130–1141

Watkins, R. V. & Rice, M. L. (1994 eds.) *Specific language impairments in children.* Baltimore/MD: Paul Brookes

Weber, B. (2004) *Auditive Wahrnehmung und Sprachentwicklung.* Diplom-arbeit. Innsbruck: Leopold-Franzes-Universität

Weinert, S. (1991) *Spracherwerb und implizites Lernen. Studien zum Erwerb sprachanaloger Regeln bei Erwachsenen, sprachunauffälligen und dysphasisch-sprachgestörten Kindern.* Bern: Huber

Weiß, J. H. (1998) *CFT 20 Grundintelligenztest Skala 2.* 4. Auflage. Göttin-gen: Hogrefe

Weiß, R. H. & Osterlang, J. (1997) *CFT 1 Grundintelligenztest Skala 1.* 1. Auflage. Göttingen: Hogrefe

Welsh, M. C. & Pennington, B. F. (1988) Assessing frontal lobe functioning in children: views from developmental psychology. *Developmental Neuropsycho-logy 4*, 199–230

Wijers, A. A., Mulder, G., Gunter, T. C. & Smid, H. (1996) Die hirnelektrische Analyse der selektiven Aufmerksamkeit. In: Neumann, O. & Sanders, A. F. (Hg.), 479–558

Winsberg, B. G., Javitt, D. C. & Silipo, G. S. (1997) Electrophysiological indi-ces of information processing in methylphenidate responders. *Biological Psych-iatry 42*, 434–445

Winsberg, B. G., Javitt, D. C., Silipo, G. S. & Doneshks, P. (1993) Mismatch negativity in hyperactive children: effects of methylphenidate. *Psychophar-macological Bulletin 29*, 229–233

World Health Organization (1993) *The ICD-10 classification of mental and behavioural disorders. Diagnostic criteria for research. World Health Organi-zation,* Genf

Wright, B. Lombardino, L., King, W., Puranik, C. et al. (1997) Deficits in auditory temporal and spectral resolution in language-impaired children. *Nature* *378*, 176–178

Zametkin, A. J., Liebenauer, L. L., Fitzgerald, G. A., King, A. C., Minkunas, D. V., Herscovitch, P., Yamada, E. M. & Cohen, R. M. (1993) Brain metabolism in teenagers with attention-deficit hyperactivity disorder. *Archives of General Psychiatry 50*, 333–340

Zametkin, A. J., Nordahl, T., Gross, M., King, A. C., Semple, W. E., Rumsey, J., Hamburger, S. & Cohen, R. M. (1990) Cerebral glucose metabolism in adults with hyperactivity of childhood onset. *New England Journal of Medicine 323*, 1361–1366

Zentall, S. S. (1988) Production deficiencies in elicited language but not in the spontaneous verbalizations of hyperactive children. *Journal of Abnormal Child Psychology 16*, 657–673

Cognitio

Kognitions- und neurowissenschaftliche Beiträge zur natürlichen Sprachverarbeitung

Herausgegeben von Michael Schecker

Die Bände 1–13 sind bei anderen Verlagen erschienen.

Band   14   Günter Kochendörfer (Hrsg.): Sprache – interdisziplinär. Beiträge zur kognitiven Linguistik, Neurolinguistik und Neuropsychologie. 2007.

Band   15   Anna Jaremkiewicz: Aufmerksamkeit und Sprache. Kindliche Entwicklungsstörungen und ihr wechselseitiger Bedingungszusammenhang. 2007.

www.peterlang.de